PROF. DR. JÜRGEN VORMANN | MALIKA STENGER

SUPERFOOD KOKOSNUSS

Mit der Kraft der Ketone Nerven, Immunsystem und Stoffwechsel stärken

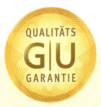

DIE GU-QUALITÄTSGARANTIE

Wir möchten Ihnen mit den Informationen und Anregungen in diesem Buch das Leben erleichtern und Sie inspirieren, Neues auszuprobieren. Bei jedem unserer Produkte achten wir auf Aktualität und stellen höchste Ansprüche an Inhalt, Optik und Ausstattung.
Alle Informationen werden von unseren Autoren und unserer Fachredaktion sorgfältig ausgewählt und mehrfach geprüft. Deshalb bieten wir Ihnen eine 100 %ige Qualitätsgarantie.

Darauf können Sie sich verlassen:
Wir legen Wert darauf, dass unsere Gesundheits- und Lebenshilfebücher ganzheitlichen Rat geben. Wir garantieren, dass:
- alle Übungen und Anleitungen in der Praxis geprüft und
- unsere Autoren echte Experten mit langjähriger Erfahrung sind.

Wir möchten für Sie immer besser werden:
Sollten wir mit diesem Buch Ihre Erwartungen nicht erfüllen, lassen Sie es uns bitte wissen! Wir tauschen Ihr Buch jederzeit gegen ein gleichwertiges zum gleichen oder ähnlichen Thema um. Nehmen Sie einfach Kontakt zu unserem Leserservice auf. Die Kontaktdaten unseres Leserservice finden Sie am Ende dieses Buches.

GRÄFE UND UNZER VERLAG. *Der erste Ratgeberverlag – seit 1722.*

THEORIE

Neu entdeckte Kokosnuss 5

GRUNDNAHRUNGSMITTEL KOKOSNUSS 7

Wissenswertes über die Kokosnuss 8
Von Kokospalmen und Kokosnüssen 9
Extra: Nutzen der Kokosnuss 11
Produkte aus der Kokosnuss 12
Herstellung von Kokosöl 13
Kokosöl – gutes oder schlechtes Fett? 16
Stoffwechsel der Fettsäuren 19
Ketogene Diät 20
Extra: Ketogene Ernährung
für Sportler 22
Kokosöl gegen oxidativen Stress 24
Den Darm entgiften mit Kokosöl 26

PRAXIS

MIT KOKOSÖL BESCHWERDEN LINDERN 31

Helfer bei verschiedenen Krankheiten 32
Kokosöl richtig anwenden 33
Können Kinder Kokosöl essen? 34
Diabetes 34
Gallensteine 37
Herzerkrankungen 38
Infektionen 40
Extra: Kokosöl bei Magengeschwür 42
Krebs 43
Neurologische Erkrankungen:
   Demenz und Alzheimer 44
   Epilepsie 46
Übergewicht 46
Extra: Hunger –
ein Alarmzeichen 49

Kokosöl und Säure-Basen-Haushalt 50
Gestörter Säure-Basen-Haushalt 51
Welchen Einfluss hat Kokos auf den
Säure-Basen-Haushalt? 52
Osteoporose 54
Burnout und Chronisches
Erschöpfungssyndrom 54
Extra: Gesund alt werden
mit Kokosöl 56

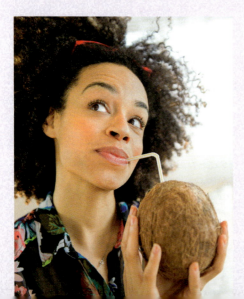

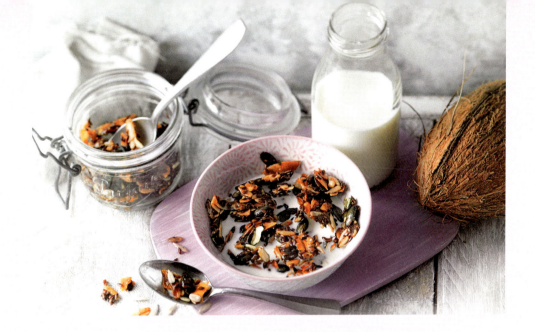

Kokosöl für Haut, Haare und Zähne	58
Kokosöl bei Erkrankungen der Haut:	
Neurodermitis	59
Akne	61
Zahnfleischerkrankungen	62
Extra: Ölziehen mit Kokosöl	63
Kosmetik mit Kokosöl	64
Extra: Kosmetikrezepte mit Kokos	66

GESUND KOCHEN MIT KOKOSNUSS   69

Köstliche Rezepte mit Kokos	70
Kokos in der Küche	70
Extra: Verschiedene Darreichungsformen	72
Gut gestärkt den Tag beginnen	74
Leckere Snacks, Suppen und Salate	80
Extra: Smoothies	92
Fleisch, Fisch, Gemüse und Pasta	94
Desserts und Gebäck für Naschkatzen	114

SERVICE

Bücher, die weiterhelfen	120
Adressen, die weiterhelfen	121
Sach- und Rezeptregister	122
Impressum	127

PROF. DR. JÜRGEN VORMANN
Ernährungswissenschaftler

MALIKA STENGER
Bachelor of Science in
Ernährungswissenschaften

»Kokosnuss – nicht nur gut in exotischen Drinks, sondern neu entdeckt als tägliches ›Superfood‹ für unsere Gesundheit.«

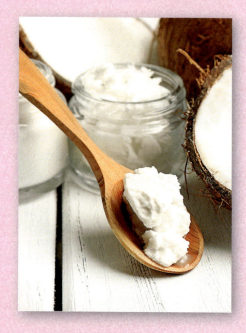

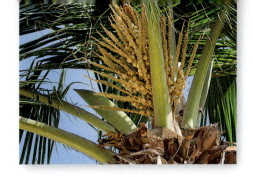

NEU ENTDECKTE KOKOSNUSS

Seit Langem verbinden wir mit Palmen angenehme Urlaubsgegefühle, und wir träumen davon, »unter Palmen zu liegen«. Die Frucht der Palme, die Kokosnuss, wird ebenfalls als wohlschmeckender, aber für uns eher exotischer Bestandteil mancher Nahrungsmittel und Rezepte gesehen.

Eine weite Verbreitung haben die Kokosnuss oder daraus hergestellte Lebensmittel in unserer täglichen Nahrung allerdings bisher nicht gefunden. Dies muss man bedauern, da in zunehmendem Umfang von der Forschung erkannt wird, dass die Kokosnuss für unsere Ernährung äußerst gesunde Inhaltsstoffe enthält.

Mit diesem Buch wollen wir Ihnen zeigen, wie sinnvoll die regelmäßige Einbeziehung von Kokosnussprodukten in unsere tägliche Ernährung ist und wie man mit ihnen vorzügliche Gerichte zubereiten kann. Darüber hinaus möchten wir darlegen, wie Kokosprodukte als »Functional Food« wirken und wie wir mit ihnen Krankheiten bekämpfen und unsere Gesundheit erhalten können. Besonders die im Kokosöl enthaltenen Fettsäuren und die daraus entstehenden Ketone leisten einen wichtigen Beitrag zur Vermeidung und Behandlung vieler gesundheitlicher Probleme. Sie stärken und entlasten das Immunsystem und helfen bei vielen Krankheiten. Darüber hinaus trägt das Kokosöl zur Schönheit von Haut und Haaren bei und hilft, das Gewicht zu regulieren. Wir wünschen Ihnen viel Freude beim Lesen und Nachkochen.

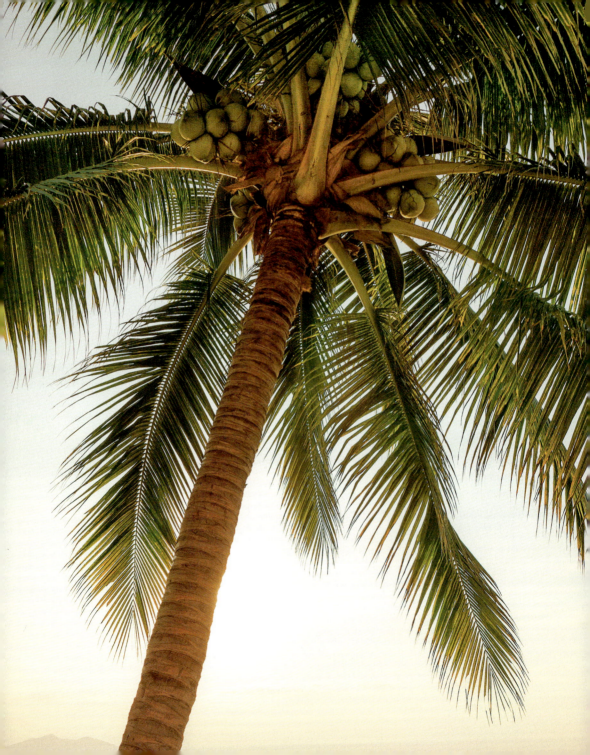

GRUNDNAHRUNGSMITTEL KOKOSNUSS

IN DIESEM KAPITEL ERFAHREN SIE, WAS DIE KOKOSNUSS SO BESONDERS MACHT. AUSSERDEM LESEN SIE, WELCHE FUNKTION UND WELCHEN GESUNDHEITLICHEN WERT DIE MITTELKETTIGEN FETTSÄUREN IM KOKOSÖL HABEN.

Wissenswertes über die Kokosnuss 8

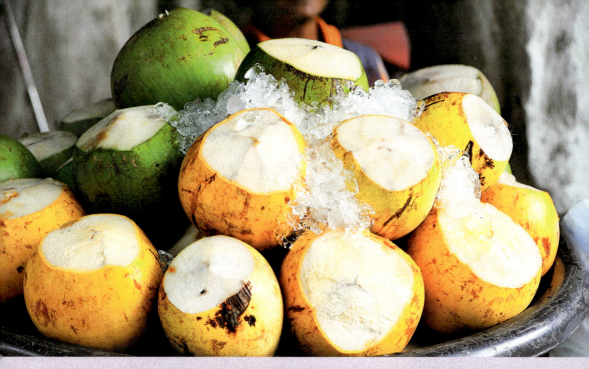

WISSENSWERTES ÜBER DIE KOKOSNUSS

In den Tropen und Subtropen ist die Kokospalme *(Cocos nucifera)* eine charakteristische und für die Einheimischen extrem wichtige Pflanze. Als einer der ersten Europäer beschrieb Marco Polo im Jahr 1280 die Früchte dieser Palme, die Kokosnüsse. Über den Handel mit Kokosnüssen erzählte schon Sindbad der Seefahrer in dem Märchen »Tausendundeine Nacht«. Portugiesische Seefahrer um Vasco da Gama brachten diese Früchte dann Ende des 15. Jahrhunderts erstmals von Indien nach Europa.
Der Artname *nucifera* im wissenschaftlichen Namen der Kokospalme bedeutet übersetzt »nusstragend«. Allerdings handelt es sich bei dieser Frucht im botanischen Sinn gar nicht um eine Nuss, sondern um eine Steinfrucht, wie unsere Pflaumen oder Kirschen. Das heißt, der Samen wird von einer harten Fruchtwand umschlossen.

WISSENSWERTES ÜBER DIE KOKOSNUSS

Von Kokospalmen und Kokosnüssen

Kokospalmen gedeihen am besten nahe am Meer in Gegenden mit häufigen Regenfällen. Für ein ertragreiches Wachstum benötigen sie viel Wärme, idealerweise mit einer mittleren Jahrestemperatur von 27 °C. Obwohl die Palmen kurzfristig Temperaturen bis zum Gefrierpunkt aushalten können, sollte es nicht längere Zeit kälter als 12 °C werden. Zudem brauchen die Palmen vor allem intensive Sonneneinstrahlung. Daraus ergibt sich eine Verbreitung im tropischen und subtropischen Bereich der Erde.
Die ursprüngliche Heimat der Kokospalme liegt vermutlich im indonesisch-malaiischen Raum. Da Kokosnüsse aber dank ihrer harten Schale mit der Meeresströmung weite Strecken überwinden können, hat sich die Palme um den ganzen Äquator herum verbreiten können. Zusätzlich wurde sie vom Menschen aktiv in allen geeigneten Gegenden angepflanzt. Kokospalmen kann man daher heutzutage in mehr als 90 Ländern der Erde häufig antreffen.
Im Alter von etwa sechs bis zehn Jahren bilden die Palmen erstmals ihre Früchte, die Kokosnüsse. Der Reifungsprozess der Nüsse dauert ungefähr ein Jahr. Ein einzelner Baum kann bis zu 100 Nüsse tragen, ein jährlicher Ertrag von 50 Nüssen wird jedoch bereits als gut angesehen. An einer Palme können gleichzeitig Blüten und Früchte in verschiedenem Reifezustand vorhanden sein, sodass von einer Palme mehrfach pro Jahr Nüsse geerntet werden können. Aus kommerzieller Sicht tragen Kokospalmen ausreichend viele Früchte bis zu einem Alter von etwa 50 Jahren. Nach ungefähr 100 bis 120 Jahren geht die Kokospalme ein. Weltweit werden pro Jahr über 60 Millionen Tonnen Kokosnüsse verwertet. An der Spit-

INFO

WIE DIE KOKOSNUSS ZU IHREM NAMEN KAM

Da die braune, faserige äußere Schale der Nuss mit den drei dunklen Keimlöchern einem Affenkopf und Affengesicht, für manche auch einem Hexen- oder Geistergesicht ähnelt, erhielt die Palme den Namen »Kokos«, abgeleitet von dem spanischen und portugiesischen Wort für »Grimasse«: »coco«. Auch heute noch bedeutet das Wort »coco« im Spanischen »Kinderschreck«.

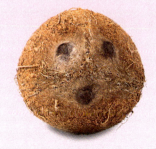

9

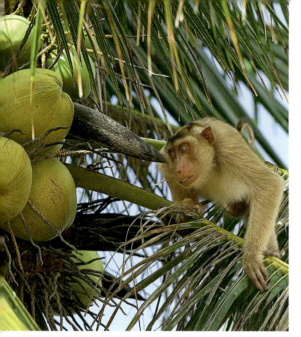

Makaken werden darauf trainiert, die reifen Kokosnüsse in den Palmen zu ernten.

ze der Weltproduktion steht das tropische Asien mit Indonesien, den Philippinen und Indien. In diesen Ländern werden insgesamt rund drei Viertel der Weltproduktion von Kokosnüssen geerntet.

Ernte der Kokosnüsse

Kokosnüsse müssen geerntet werden, wenn sie reif, aber noch nicht zu Boden gefallen sind. Am effektivsten geschieht die Ernte durch Makaken, eine Affenart. Insbesondere in Thailand ist das die übliche Art der Ernte. Dabei werden über tausend dieser speziell trainierten Tiere eingesetzt. Die Makaken klettern die Palmen hoch, selektieren die reifen Früchte und werfen sie nach einem gekonnten Dreh vom Ast auf den Boden. Früher wurden die Affen mit Gewalt trainiert, heute geschieht dies jedoch durch tiergerechtes Training nach dem Belohnungsprinzip. Pro Tag kann ein solcher Makake problemlos 300 Kokosnüsse pflücken. Weniger ergiebig ist die Ernte durch Menschen. Das Erklettern der Palmen ist für sie mühsam und gefährlich. Auch ein geübter Palmenkletterer kann nicht mit den Affen mithalten. Alternativ werden Kokosnüsse deshalb auch mithilfe von Messern geerntet, die an langen Stangen befestigt sind.

Eine der wichtigsten Nutzpflanzen der Welt

Die Kokospalme wird in den Tropen insbesondere wegen ihrer vielfältigen Nutzungsmöglichkeiten angebaut. Millionen Menschen sind auf Kokosnüsse als wesentliche tägliche Nahrungsquelle angewiesen. Prinzipiell kann jeder Teil der Pflanze vom Menschen in irgendeiner Weise verwendet werden und besitzt eine wichtige wirtschaftliche Bedeutung ▸ siehe Seite 11. Dies drückt sich auch in der Bezeichnung der Palme in verschiedenen Sprachen aus. So wird sie im Sanskrit als »Baum, der alle zum Leben notwendigen Dinge bereitstellt« beschrieben. Auf Malaiisch heißt sie »pokok seribu guna«: »Baum der tausend Verwendungen«. Neben den Blättern der Kokospalme und dem Holz des Stammes ist vor allem die Kokosnuss von wirtschaftlicher Bedeutung.

NUTZEN DER KOKOSNUSS

Von der Kokosnuss ist praktisch alles verwertbar.

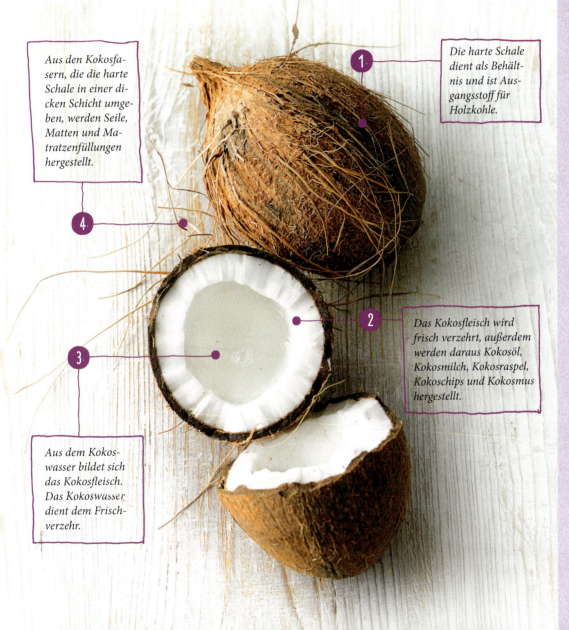

Aus den Kokosfasern, die die harte Schale in einer dicken Schicht umgeben, werden Seile, Matten und Matratzenfüllungen hergestellt.

Die harte Schale dient als Behältnis und ist Ausgangsstoff für Holzkohle.

Das Kokosfleisch wird frisch verzehrt, außerdem werden daraus Kokosöl, Kokosmilch, Kokosraspel, Kokoschips und Kokosmus hergestellt.

Aus dem Kokoswasser bildet sich das Kokosfleisch. Das Kokoswasser dient dem Frischverzehr.

Produkte aus der Kokosnuss

Eine reife Kokosnuss kann etwa 1,5 Kilo wiegen. Die äußere weiche Schale wird in den Tropen als Dünger in der Landwirtschaft verwendet. Die Kokosnüsse, die Sie bei uns kaufen können, besitzen diese Fruchthülle aber nicht mehr. Wir kennen die Frucht deshalb nur mit der braunen, faserigen, harten Schale. In den Herkunftsländern dient die harte Schale oft als Behältnis oder wird als Rohstoff für die Produktion von Holzkohle genutzt. Aus den Fasern, die sich zwischen der Fruchthülle und der harten Schale befinden und die nach monatelangem Einweichen in Wasser gewonnen werden können, lassen sich Seile, Matten oder Matratzenfüllungen herstellen.

Lebensmittel aus Kokos

Bereits der Verzehr einer einzigen Kokosnuss kann den Tagesbedarf eines Menschen an Energie und Mikronährstoffen decken. Dabei kann praktisch der gesamte Inhalt einer Kokosnuss als Nahrungsquelle genutzt werden. Dieser genießbare Anteil besteht aus Kokosfleisch und Kokoswasser.

KOKOSWASSER

Kokoswasser wird aus noch eher unreifen, etwa sechs bis sieben Monate alten Kokosnüssen gewonnen, da der Gehalt mit zunehmender Reife der Nuss abnimmt. Kokoswasser hat einen leicht süßsauren Geschmack.

Eine frische Kokosnuss enthält ungefähr 200 Milliliter Kokoswasser. Es dient in den Anbauländern als Erfrischungsgetränk. Angeboten werden gekühlte Kokosnüsse, wobei die Nuss selbst als Gefäß dient, aus der mit einem Strohhalm das Kokoswasser getrunken wird. Nachdem man das Kokoswasser ausgetrunken hat, kann man das erfrischende weiche Fruchtfleisch noch mit einem Löffel auskratzen. Kokoswasser enthält viele Mikronährstoffe ▸ siehe Info unten.

INFO

DAS IST DRIN IM KOKOSWASSER

100 g Kokoswasser enthalten:
- **Energie:** 19 kcal
- **Kohlenhydrate:** 3,71 g
- **Eiweiß / Protein:** 0,72 g
- **Fett:** 0,20 g
- **Verwertbare Ballaststoffe:** 1,1 g
- **Vitamine:** 3 µg Folat, 0,080 mg Niacin, 0,043 mg Pantothensäure, 0,032 mg Pyridoxin, 0,057 mg Riboflavin, 0,03 mg Thiamin, 2,4 mg Vitamin C
- **Elektrolyte:** 105 mg Natrium, 250 mg Kalium
- **Mineralien:** 24 mg Kalzium, 40 µg Kupfer, 0,29 mg Eisen, 25 mg Magnesium, 0,142 mg Mangan, 0,1 mg Zink

Da Kokoswasser aus der vorher ungeöffneten Kokosnuss steril und zum Blut isoton ist ▸ siehe Seite 23, kann es im Notfall sogar als Blutersatz verwendet werden. Im Zweiten Weltkrieg konnte in den Tropen vielen Verwundeten damit das Leben gerettet werden.

KOKOSFLEISCH

Der überwiegende Teil der Kokosnüsse wird jedoch reif geerntet, also etwa im Alter von zwölf Monaten, bevor sie von allein zu Boden fallen würden. Diese Kokosnüsse dienen zur Gewinnung der verschiedenen Kokosprodukte. Grundsubstanz dafür ist das Kokosfleisch. Dieser weiße, fleischige Anteil der Nuss bildet eine ein bis zwei Zentimeter dicke Schicht unterhalb der harten Schale. Kokosfleisch wird frisch oder getrocknet zum Kochen verwendet. Mit etwa 33 Prozent enthält es frisch einen hohen Anteil an Fett, aber mit 24 Prozent auch viele Kohlenhydrate. Kokosfleisch ist damit sehr nahrhaft und zudem reich an Ballaststoffen, Vitaminen und Mineralstoffen. Kokosnüsse gelten deshalb als vollständiges Lebensmittel, von dem man sich lange Zeit ausschließlich ernähren kann, ohne Mangelerscheinungen zu entwickeln.

Das Fruchtfleisch der jungen Kokosnüsse ist noch weich und geleeartig. Erst mit zunehmender Reife bildet sich aus dem Kokoswasser immer mehr Frucht- oder Kokosfleisch. Während des Reifeprozesses verfestigt es sich und wird zunehmend holziger.

Produkte aus Kokosfleisch: Aus dem frischen oder getrockneten Kokosfleisch gewinnt man neben dem Kokosöl auch Kokosmilch, Kokosmus, Kokosmehl und Kokosflocken ▸ siehe auch Seite 72.

- Kokosmilch entsteht durch Auspressen des frischen Fruchtfleisches unter Zugabe von Wasser. Sie darf nicht mit dem Kokoswasser ▸ siehe Seite 12 verwechselt werden.
- Kokosmus ist eine Vermahlung von frischem Kokosfleisch.
- Kokoscreme ist eine dickflüssige Creme aus eingedicktem Kokosöl und häufig mit Rohrzucker gesüßter Kokosmilch.
- Kokosmehl wird aus entöltem Fruchtfleisch gewonnen, das schonend getrocknet und dann sehr fein vermahlen wird.
- Kokosraspel oder -flocken erhält man, wenn das frische Kokosfleisch, ohne vorher entölt zu werden, getrocknet und dann geraspelt wird.

Getrocknetes Kokosfleisch besteht zu etwa 69 Prozent aus Kokosöl, Kokoscreme – als fein geriebenes getrocknetes Kokosfleisch – enthält genauso viel, Kokosmilch noch etwa 24 Prozent Fett.

Herstellung von Kokosöl

Quantitativ der wichtigste Inhaltsstoff der Kokosnüsse ist das aus dem Kokosfleisch gewonnene Öl, das Kokosöl oder Kokosfett. Es wird in den Tropen hoch geschätzt. Die Bezeichnungen Kokosöl und Kokosfett können synonym verwendet werden. Es handelt sich um das gleiche Produkt, nur der Aggregatzustand ist unterschiedlich. In den Tropen liegt das Fett der Kokosnuss üblicherweise als Öl vor, da es bei etwa 24 °C schmilzt. Bei unseren Temperaturen ist Kokosöl meistens fest und wird deshalb Kokosfett genannt. Bei der Betrachtung der Wirksamkeit von Kokosöl ist es wichtig, sich über die Herstellungsmethoden im Klaren zu sein. Prinzipiell gibt es zwei verschiedene Methoden, die einmal zu raffiniertem Kokosöl, einmal zum sogenannten »Virgin Coconut Oil« führen. Die Fettsäurezusammensetzung ist in beiden Formen die gleiche, Virgin Coconut Oil enthält jedoch zusätzlich Monoglyzeride und Diglyzeride – eine (»mono«) beziehungsweise zwei (»di«) Fettsäuren an einem Glyzerinmolekül – und andere ge-

INFO

»KÜHLES« EISKONFEKT

Kokosöl oder -fett schmilzt bei einer Temperatur von 23 bis 26 °C. Beim Schmelzen nimmt es erhebliche Schmelzwärme auf. Diesen Effekt nutzt man zum Beispiel bei der Herstellung von Eiskonfekt aus. Der hohe Anteil von Kokosöl in dieser Süßigkeit führt beim Schmelzen zu der kühlenden Empfindung im Mund.

sundheitlich günstige Substanzen wie zum Beispiel Antioxidanzien ▸ siehe Seite 24, die bei der Herstellung von raffiniertem Kokosöl verloren gehen.

Raffiniertes Kokosöl

Dieses Fett wird aus dem getrockneten Fruchtfleisch, Kopra genannt, gewonnen. Der überwiegende Teil des angebotenen Kokosöls stammt aus Kopra. Zur Herstellung von Kopra werden geöffnete Kokosnüsse für Tage bis Wochen in der Sonne oder unter Erhitzen getrocknet. Dabei kommt es oft zu Verunreinigungen und chemischen Veränderungen des Ölgehalts im Kokosfleisch. Das Kopra wird nach der Trocknung geraspelt und dann in einer Ölmühle ausgepresst. Das so gewonnene Kokosöl muss anschließend raffiniert werden, um die beim Trocknen entstehenden Verunreinigungen und Abbauprodukte zu entfernen. Nach weiteren Bleich- und Desodorierdurchläufen wird das Kokosöl zusätzlich chemisch oder mit Erhitzen behandelt, um die Haltbarkeit zu verlängern und entstandene unangenehme Geschmacksstoffe zu entfernen. Das Endprodukt ist ein Kokosöl, das den typischen Kokosgeschmack nicht mehr enthält. Aufgrund der chemischen Veränderung toleriert dieses Öl hohe Temperaturen sehr gut und wird deshalb häufig zum Frittieren und Braten bei großer Hitze verwendet. Je stärker jedoch das Öl chemisch behandelt wurde, desto ungünstiger ist die Ölqualität.

WISSENSWERTES ÜBER DIE KOKOSNUSS

Virgin Coconut Oil (VCO)

Im Gegensatz zur Gewinnung von Öl aus Kopra kann Kokosöl auch direkt durch Auspressen von frischem Fruchtfleisch gewonnen werden. Dieses kalt gepresste Kokosöl oder »Virgin Coconut Oil« (VCO) ist aus gesundheitlicher Sicht wesentlich besser als konventionell gewonnenes Kokosöl aus Kopra, da hier wichtige gesundheitsrelevante Inhaltsstoffe erhalten werden, die bei der industriellen Großproduktion verloren gehen. Zu diesen bioaktiven Substanzen zählen die Tocopherole und Tocotrienole (aus der Vitamin-E-Gruppe), die Polyphenole sowie die Squalene und Phytosterole, aus denen im Körper Steroidhormone, etwa Sexualhormone, gebildet werden können.

Bei allen Kokosprodukten sollte man grundsätzlich darauf achten, dass sie aus nachhaltiger Bioproduktion stammen.

INFO

KOKOSBLÜTENZUCKER

Die Kokospalme kann auch als Lieferant von Zucker dienen. Allerdings wird dazu nicht die Kokosnuss genutzt, sondern der Kokosblütenzucker wird aus den Blüten der Palmen gewonnen. Der aus den angeritzten Blüten austretende Nektar wird aufgefangen, gekocht und dann zu Zuckergranulat verarbeitet. Da die Bäume bis zu 70 Jahre lang dafür genutzt werden können, ist er eine der nachhaltigsten Zuckersorten der Welt. Zudem ist der Ertrag pro Hektar im Vergleich zu Rohrzucker fast doppelt so hoch.

Kokosblütenzucker besteht hauptsächlich aus Saccharose und kann ähnlich wie Haushaltszucker genutzt werden. Er hat einen feinen Karamellgeschmack und enthält wesentlich mehr Mineralstoffe und Spurenelemente als üblicher Haushaltszucker. Der glykämische Index (ein Maß dafür, wie schnell ein Zucker ins Blut übergeht) von Kokosblütenzucker ist nur halb so hoch wie der von normalem Haushaltszucker. Aus diesem Grund ist dieser Zucker für Menschen mit Diabetes bekömmlicher. Bedingt durch die aufwendige Herstellung ist er allerdings wesentlich teurer als Haushaltszucker. Ein Kilo in Bioqualität kostet 20 bis 25 Euro.

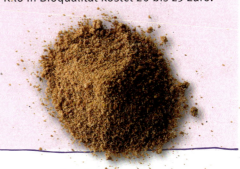

Kokosöl – gutes oder schlechtes Fett?

Im Vergleich mit anderen bei uns üblichen Nahrungsfetten hat Kokosöl eine einzigartige Zusammensetzung. Es enthält etwa 92 Prozent gesättigte Fette, die aber vor allem aus mittelkettigen Fettsäuren ▸ **siehe rechts** gebildet werden.

Struktur von Kokosöl

Der überwiegende Teil der Fette in unserer Nahrung sind sogenannte Triglyzeride. An ein Glyzerinmolekül sind drei Fettsäuren (deshalb »Tri«glyzeride) gebunden. Es gibt zwei Möglichkeiten, Fette zu klassifizieren.

Kettenlänge der Fettsäuren: Fettsäuren bestehen aus Ketten von Kohlenstoffatomen. Je nach Anzahl der Kohlenstoffatome unterscheidet man zwischen kurz- (weniger als 6 Kohlenstoffatome), mittel- (6 bis 16 Kohlenstoffatome) und langkettigen Fettsäuren (18 Kohlenstoffatome und mehr).

Chemische Struktur der Fettsäuren: Die Kohlenstoffatome sind untereinander verbunden, und zwar entweder mit sogenannten Einfach- oder Doppelbindungen. Enthalten die Fettsäuren nur Einfachbindungen, nennt man sie gesättigte Fettsäuren – gesättigt, weil Einfachbindungen kaum reagieren, eben gesättigt sind. Dagegen sind Fettsäuren mit einer oder mehreren Doppelbindungen

FETTSÄUREN IM KOKOSÖL

Name der Fettsäure	Anteil im Kokosöl	Gesättigt oder ungesättigt	Anzahl der Kohlenstoffatome (Kettenlänge)
Capronsäure	0,6 %	gesättigt	6 Kohlenstoffatome
Caprylsäure	8,0 %	gesättigt	8 Kohlenstoffatome
Caprinsäure	6,4 %	gesättigt	10 Kohlenstoffatome
Laurinsäure	48,5 %	gesättigt	12 Kohlenstoffatome
Myristinsäure	17,6 %	gesättigt	14 Kohlenstoffatome
Palmitinsäure	8,4 %	gesättigt	16 Kohlenstoffatome
Stearinsäure	2,5 %	gesättigt	18 Kohlenstoffatome
Ölsäure	6,5 %	ungesättigt, 1 Doppelbindung	18 Kohlenstoffatome
Linolsäure	1,5 %	ungesättigt, 2 Doppelbindungen	18 Kohlenstoffatome

ungesättigte Fettsäuren. Sie heißen so, weil sie stark reagieren und ebenfalls einen gesättigten Zustand erreichen möchten.

Die Struktur hat Auswirkungen auf den Aggregatzustand:

- Fette mit ungesättigten langkettigen Fettsäuren sind wegen der enthaltenen Doppelbindungen bei Raumtemperatur flüssig, sie heißen Öle.
- Fette mit gesättigten Fettsäuren sind fest.

Bestimmte ungesättigte Fettsäuren, insbesondere die Omega-3-Fettsäuren, aber auch die Ölsäure, eine einfach ungesättigte Fettsäure, sowie die doppelt ungesättigte Linolsäure sind für unseren Stoffwechsel wichtig. Omega-3-Fettsäuren wirken sich günstig auf die Struktur von Zellmembranen aus.

DAS BESONDERE AM KOKOSFETT

Dies ist der hohe Anteil von mittelkettigen Fettsäuren. Sie werden besonders effektiv vom Körper verwendet. Außer Kokosfett enthält nur noch das in unserer Nahrung allerdings kaum verwendete Palmkernöl relevante Mengen an mittelkettigen Fettsäuren. Palmkernöl sollte nicht mit Palmöl verwechselt werden. Palmöl ist weltweit eines der am stärksten verbreiteten Öle, es enthält aber keine mittelkettigen Fettsäuren, sondern nur langkettige Fettsäuren. Von den bei uns üblichen Fetten enthält nur noch das Milchfett (Butter) mit ungefähr zehn Prozent nennenswerte Mengen an mittelkettigen Fettsäuren ▸ siehe auch Info Seite 40.

Vor allem die mittelkettigen Fettsäuren sind es, die für einen wesentlichen Teil der gesundheitlichen Wirkungen von Kokosfett verantwortlich sind. Dazu zählt vor allem die Laurinsäure mit knapp 50 Prozent ▸ siehe Seite 40 f., 43. Zusätzlich enthält das Fett aber auch noch hohe Mengen an antioxidativ wirkenden Substanzen, die ebenfalls eine positive gesundheitliche Bedeutung besitzen ▸ siehe Seite 24.

Problemfette können Krankheiten auslösen

Der hohe Anteil von gesättigten Fettsäuren im Kokosöl hat leider in den vergangenen Jahrzehnten dazu geführt, dass es als ungünstiges Nahrungsfett galt und teilweise noch gilt. So hatte sich in der Medizin die Meinung verbreitet, dass ein hoher Anteil an gesättigten Fetten in der Nahrung krank macht. Diese Ansicht basiert auf Untersuchungen, in denen ein hoher Verzehr dieser Fette mit erhöhtem Risiko – vor allem für Herzinfarkt – in Verbindung gebracht wurde. In den letzten Jahren hat sich aber herausgestellt, dass dies auf einer Fehlinterpretation der verfügbaren Daten beruht. Was hatte man erkannt? Mehrfach ungesättigte Fettsäuren wie in Sonnenblumenöl, Weizenkeimöl oder Distelöl sind chemisch instabil. Werden sie erhitzt oder durch Luftsauerstoff oxidiert, geht die Doppelbindung verloren und es entstehen gesättigte (bei Raumtemperatur feste) Fette. Dieser chemische Vorgang lässt sich gut erkennen: In der Pfanne erhitztes Öl wird nach dem Erkalten fest.

Enthalten Lebensmittel größere Mengen ungesättigter Fette, können nach und nach bei Kontakt mit Luftsauerstoff Substanzen entstehen, die unangenehm ranzig schmecken. Um das zu vermeiden, wird für industriell gefertigte Lebensmittel, die lange haltbar sein müssen, überwiegend künstlich gehärtetes Fett verwendet. Beim industriellen Prozess der Fetthärtung oder beim starken Erhitzen von ungesättigtem Fett beim Braten können aus ungesättigten Fettsäuren jedoch schädliche Umbauprodukte, sogenannte Transfettsäuren, entstehen. Es hat sich nun gezeigt, dass gerade der Verzehr von Lebensmitteln mit vielen Transfettsäuren ein hohes gesundheitliches Risiko darstellt und für den schädigenden Effekt verantwortlich ist. Da diese Lebensmittel jedoch neben den Transfettsäuren auch eine größere Menge an gesättigtem Fett enthalten, wurde das erhöhte Risiko fälschlicherweise allgemein dem Verzehr von gesättigtem Fett zugeschrieben. Leider wurde dabei nämlich nicht unterschieden, ob die gesättigten Fette durch künstliche Fetthärtung entstanden oder bereits natürlicherweise im Lebensmittel enthalten waren. Natürlicherweise vorkommende gesättigte Fette können sogar gesünder sein, da sie chemisch stabil sind und nicht oxidiert, das heißt durch Sauerstoff verändert werden.

INFO

KOKOSÖL IST REHABILITIERT

In den vergangenen Jahren haben viele Untersuchungen gezeigt, dass Kokosfett kein Risiko für die Entwicklung von Herzerkrankungen darstellt. Vielmehr konnte sogar nachgewiesen werden, dass eine hohe Zufuhr von Kokosöl vor diesen Krankheiten schützen kann ▸ siehe Seite 34.

Diese positive Wirkung ergibt sich bereits bei der Betrachtung der Krankheitshäufigkeit in Ländern mit hohem Kokosölkonsum. Früher wurde nicht beachtet, dass in solchen Ländern Herzerkrankungen sehr selten sind. Nachdem aber in einigen pazifischen Ländern nach dem Zweiten Weltkrieg Kokosöl durch andere Fette (vor allem billigeres Palm-, Soja-, Mais- und Sonnenblumenöl) verdrängt wurde, nahm die Häufigkeit von Herzerkrankungen sogar zu. In Sri Lanka, wo sehr viel Kokosöl verzehrt wird, zeigten umfangreiche Untersuchungen, dass es keinen Zusammenhang zwischen Kokosölkonsum und Herzinfarktrate gibt. Das negative Image des Kokosöls beruht somit auf einer fehlerhaften Interpretation der wissenschaftlichen Ergebnisse.

Stoffwechsel der Fettsäuren

Es gibt einen erheblichen Unterschied, wie mittelkettige beziehungsweise langkettige Fettsäuren verstoffwechselt werden. Dies hat auch Auswirkungen auf unsere Gesundheit.

Unterschiedliche Resorption der Fettsäuren

Die mittelkettigen Fettsäuren werden bereits im Mund durch die Enzyme des Speichels und dann weiter im Magen durch die Enzyme des Magensaftes aus den Triglyzeriden abgespalten. Sie gelangen in den Dünndarm und werden von dort direkt ins Blut abgegeben und zur Leber transportiert.
Die langkettigen Fettsäuren kommen erst im Dünndarm in Kontakt mit Enzymen der Bauchspeicheldrüse und mit Gallensekret. Unter dem Einfluss dieser Substanzen werden sie gespalten, emulgiert und in spezielle Bläschen, die Mizellen, verpackt. Diese Mizellen werden dann in die Dünndarmzellen aufgenommen. Dort erfolgt eine weitere Umorganisation der Fettbestandteile, die letztendlich als Chylomikronen über die Lymphe ins Blut gelangen – dieser Prozess der Resorption langkettiger Fette dauert insgesamt wesentlich länger als die Resorption von mittelkettigen Fetten.
Mit zunehmendem Alter lässt die Funktion der Bauchspeicheldrüse nach und häufig kommt es bei verschiedenen Krankheiten zu einer weiteren Beeinträchtigung der Funk-tion. Als Folge kann die Fettresorption gestört werden. In diesem Fall kann man durch Verwendung von Kokosöl eine deutliche Entlastung der Fettverdauung erreichen. Gerade im Alter ist es wichtig, nicht auf Fett in der Nahrung zu verzichten, da dann auch die Zufuhr wichtiger fettlöslicher Vitamine vermindert ist und Mangelsituationen entstehen können.

Energiegewinnung aus Fettsäuren

Ebenso wie es zwischen mittel- und langkettigen Fettsäuren große Unterschiede in der Resorption gibt, existieren auch Unterschiede bei der Aufnahme in die Mitochondrien der Zellen zur Energiegewinnung. Die Mitochondrien sind die Kraftwerke der Zelle, in denen der universelle Brennstoff für praktisch alle zellulären Funktionen – ob für die Muskelkontraktion oder Nervenleitfähigkeit –, das Adenosintriphosphat (ATP), hergestellt wird. Dazu müssen die Fettsäuren allerdings zuerst einmal in die Mitochondrien hineingelangen.
Energiegewinnung aus langkettigen Fettsäuren: Die langkettigen Fettsäuren benötigen hierzu ein spezifisches Transportsystem und müssen vorher mithilfe eines Enzyms an den Kofaktor Carnitin gekoppelt werden.
Energiegewinnung aus mittelkettigen Fettsäuren: Die mittelkettigen Fettsäuren können direkt in die Mitochondrien transportiert werden und benötigen dieses Enzym und die Koppelung an Carnitin nicht. Insge-

samt geschieht dadurch die Bereitstellung chemischer Energie aus Fetten mit mittelkettigen Fettsäuren wesentlich schneller als aus solchen mit langkettigen Fettsäuren.

Ketogene Diät

Eine besondere Bedeutung besitzt Kokosöl im Rahmen einer sogenannten ketogenen Diät. Diese Ernährungsform wurde vor etwa 100 Jahren zur Behandlung von neurologischen Erkrankungen entwickelt. Dabei wird Fett, das in großem Umfang verzehrt werden muss, in der Leber in Ketone umgewandelt. Chemisch gesehen sind Ketone kurzkettige Fettsäuren, die von der Leber dann wiederum ans Blut abgegeben werden. Diese Ketone können nachfolgend von anderen Zellen aufgenommen werden und dienen diesen als alternative Energiequelle. Insbesondere ist das für die Zellen des Gehirns wichtig. Normalerweise können diese Zellen nur Glukose (Traubenzucker) als Energiequelle nutzen. Langkettige Fettsäuren aus unserem Nahrungsfett sind nicht in der Lage, ins Gehirn zu gelangen, da sie an Proteine des Blutplasmas gebunden sind. Proteine können die Blut-Hirn-Schranke aber nicht überwinden. Werden diese Fettsäuren allerdings vorher in der Leber zu Ketonen umgebaut, kann die im Fett enthaltene Energie vom Gehirn genutzt werden, da Ketone die Blut-Hirn-Schranke problemlos passieren können. Bei ausreichender Menge

verbessern sie dann die Energieversorgung der Nervenzellen in der Weise, dass zum Beispiel bei Patienten mit Epilepsie die Anfallshäufigkeit zurückgeht ▸ siehe Seite 46. Ketogene Diäten finden immer größere Verbreitung. So ist auch bei der sogenannten Paleo-Diät (auch Steinzeitdiät genannt, denn sie orientiert sich an der vermuteten Ernährung in der Steinzeit) besonders die Erzeugung einer Stoffwechselsituation mit vielen Ketonen im Blut wichtig. Natürlich war es in der Entwicklungsgeschichte des Menschen, die vor einigen Millionen Jahren begann, von überragender Bedeutung, auch Zeiten mangelhafter Nahrungsversorgung zu überstehen. Unsere Vorfahren lebten für den weitaus überwiegenden Teil der Entwicklungsgeschichte des Menschen als Jäger und Sammler. Die Landwirtschaft ist eine relativ neue Entdeckung und wird erst seit etwa 10 000 Jahren gezielt zur Nahrungsproduktion betrieben. Ohne gespeicherte Lebensmittel muss man Mangelzeiten durch Nutzung eigener Speicher überstehen. Der Kohlenhydratspeicher des Menschen reicht gerade für ein bis zwei Tage, danach stammt der größte Teil der Energie aus unserem Fettspeicher. Die beim Abbau von Fett entstehenden Fettsäuren und Ketone machen dann den Hauptenergielieferanten für unseren Zellstoffwechsel aus. Aus evolutionärer Sicht ist deshalb diese Umwandlung von Fett in Zellenergie der wichtigste Mechanismus zum Überleben. Viele Wissenschaftler postulieren, dass eine ketogene Ernährung allgemein für unsere Gesundheit am zuträglichsten ist.

Kokosöl und ketogene Diät

Um genügend Ketone bilden zu können, muss der Kalorienanteil aus Fett in der Nahrung sehr hoch sein, gleichzeitig darf aber der Gehalt an Kohlenhydraten die Ketonbildung nicht verhindern. Der Fettanteil in einer derartigen Diät macht deshalb zirka 80 Prozent der Kalorien aus. Da auch Protein in der Nahrung gebraucht wird, muss auf den Verzehr von Kohlenhydraten praktisch vollständig verzichtet werden. Eine derartige Diät ist nur sehr schwer auf Dauer durchzuhalten. Es gibt jedoch eine Möglichkeit, den Fettanteil in der Nahrung zu senken und trotzdem genügend Ketone zu bilden. Hierzu muss ausreichend Fett mit mittelkettigen Fettsäuren verzehrt werden. Dieses Fett wird bereits im Mund durch Enzyme gespalten. Die freigesetzten Fettsäuren gelangen, anders als die in unserer Nahrung üblichen langkettigen Fettsäuren, sehr schnell und ohne Umweg über das Lymphsystem aus dem Darm direkt ins Blut. Mit dem Blut werden sie zur Leber transportiert, wo ein Teil von ihnen schnell in Ketone umgewandelt wird. Da die Leber die Ketone selbst nicht weiter verstoffwechseln kann, werden sie wieder ans Blut abgegeben und können dann vom Gehirn verwertet werden. Außerdem können mittelkettige Fettsäuren auch direkt, also ohne Umwandlung in Ketone, zur Energieversorgung des Gehirns beitragen. Die mittelkettigen Fettsäuren werden im Blut nicht an Proteine gebunden und können deshalb – anders als die langkettigen Fettsäuren – die Blut-Hirn-Schranke überwinden. Da unsere üblichen Nahrungsfette aber nur sehr wenig mittelkettige Fettsäuren enthalten, ist es unter den bei uns üblichen Nahrungsgewohnheiten praktisch nur durch den Verzehr von Kokosöl möglich, ausreichend hohe Ketonkonzentrationen im Blut zu erreichen, wenn gleichzeitig die Gesamtfettmenge in der Nahrung noch tolerierbar sein soll.

Mit Kokosöl, etwa im Tee, versorgen Sie Ihren Körper mit mittelkettigen Fettsäuren.

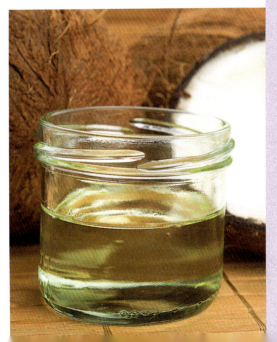

KETOGENE ERNÄHRUNG FÜR SPORTLER

Zunehmend wächst im Sport die Erkenntnis, dass Ketone die Muskulatur genauso effektiv mit Energie versorgen können wie Glukose.

Bei entsprechender Gewöhnung an eine fettreiche Ernährung und Ausbildung einer Ketose (Stoffwechselzustand mit erhöhter Konzentration von Ketonen) ist somit bei Sportlern die Leistungsfähigkeit gleich groß wie nach Zufuhr großer Mengen von Kohlenhydraten. Allerdings gibt es einen entscheidenden Vorteil: Ausreichend viele Ketone können den gefürchteten Hungerast (Leistungsabfall) vermeiden. Dieser wird durch den starken Abfall der Glukosekonzentration im Blut bei extremer körperlicher Belastung hervorgerufen. Sportlern in Ketose stehen hingegen ausreichend alternative Energiequellen aus Fett zur Verfügung, um diesen Leistungseinbruch zu vermeiden. Bei Sportlern steht jedoch nicht die Verwendung der Ketone im Vordergrund, sondern diese dienen nur als Indikator, ob sich der Stoffwechsel schon auf die überwiegende Umwandlung von Fett in Zellenergie ▸ siehe Seite 20 f. umgestellt hat. Ist das der Fall, ist die Verwendung von Kokosöl besonders vorteilhaft, da die mittelkettigen Fettsäuren sehr schnell ins Blut gelangen und von dort in die Muskulatur aufgenommen werden.

ROLLE VON KOKOSÖL BEI DER ENERGIEPRODUKTION

Der besondere Vorteil der mittelkettigen Fettsäuren aus Kokosöl liegt in deren Eigenschaft, schnell und ohne die Notwendigkeit bestimmter Transportmechanismen in die Mitochondrien, die Kraftwerke der Zelle, aufgenommen zu werden. Dort findet der endgültige Abbau der Fettsäuren zur Energiegewinnung statt. Der grundlegende Prozess zur Energiebereitstellung für die Zelle ist die sogenannte Atmungskette. Die beim Abbau der Fettsäuren entstehenden Produkte sorgen in diesem komplexen Prozess unter Sauerstoffverbrauch für die Synthese des universellen zellulären Brennstoffs Adenosintriphosphat (ATP).
Es reicht allerdings nicht aus, das Substrat, also Fettsäuren, sowie Sauerstoff bereitzustellen. Die ATP-Produktion benötigt auch verschiedene Überträgerstoffe. Eine unersetzliche Substanz, die für die notwendige Übertragung von Elektronen in der Atmungskette sorgt, ist das Coenzym Q_{10}. Normalerweise wird es von unserem Körper in ausreichendem Umfang selbst hergestellt.

WISSENSWERTES ÜBER DIE KOKOSNUSS

Ausgangsstoff für seine Bildung ist das Cholesterin. Leider nimmt die Fähigkeit zur Q_{10}-Biosynthese mit zunehmendem Alter ab. Als Folge kann es trotz ausreichender Menge an Brennstoffen und Sauerstoff in der Zelle zu einem Energiedefizit kommen, da die Menge von Q_{10} bei hohem Energiebedarf limitierend wirkt. In diesem Fall ist es wichtig, ausreichend Q_{10} von außen zuzuführen ▸ siehe Seite 57. Q_{10} ist in vielen Lebensmitteln enthalten, zum Beispiel in fettem Seefisch. Allerdings kann die Menge, die wir aus der Nahrung bekommen, die geringere Synthese im Alter nicht immer ausgleichen. Dann ist eine zusätzliche Einnahme von Q_{10}-Präparaten sinnvoll. Dies gilt vor allem, wenn auch cholesterinsenkende Medikamente, sogenannte Statine, eingenommen werden. Diese hemmen nicht nur die Bildung von Cholesterin, sondern beeinträchtigen auch die körpereigene Q_{10}-Synthese. Statine gehören weltweit zu den verbreitetsten Medikamenten, sie werden von Millionen Menschen regelmäßig eingenommen. Sollten Sie diese Statine einnehmen müssen, so ist eine zusätzliche Zufuhr von Q_{10} sehr sinnvoll. Das wird Ihre Fähigkeit, die schnell verfügbare Energie aus Kokosöl zu nutzen, erheblich verbessern.

KOKOSWASSER

Ein weiteres Problem, das Sportler beachten müssen, ist die ausreichende Versorgung mit Flüssigkeit. Trinken ist für Sportler deshalb sehr wichtig. Allerdings sollte dafür gesorgt sein, dass diese Flüssigkeit auch diejenigen Substanzen ersetzt, die der Sportler besonders braucht. Bei lang andauernder Anstrengung gehen erhebliche Mengen an Mineralien über den Schweiß verloren. Diese Mineralstoffe müssen ersetzt werden, um die Leistungsfähigkeit zu erhalten. Gleichzeitig sollte die Zusammensetzung des Getränks dafür sorgen, dass die Inhaltsstoffe möglichst schnell aus dem Darm ins Blut gelangen. Das gelingt besonders dann, wenn die Zusammensetzung des Sportgetränks der des Bluts ähnelt. Aus diesem Grund sind isotonische Getränke im Sport weit verbreitet. In diesen Getränken sind Mineralien und Nährstoffe an die Blutkonzentrationen angepasst. Diese künstlich zusammengesetzten Getränke können jedoch sehr gut durch Kokoswasser ersetzt werden. Kokoswasser ist zum Blut isoton, das heißt, es weist eine dem Blutplasma ähnliche Elektrolytkonzentration auf. Aus diesem Grund kann Kokoswasser im Notfall sogar direkt als Blutersatzmittel in das Blut injiziert werden, ohne Schäden zu verursachen ▸ siehe Seite 13. Die Zusammensetzung gewährleistet eine schnelle Aufnahme der Nährstoffe im Darm. Die Kombination von Kokosöl und Kokoswasser ist somit eine ideale Ergänzung der Nahrung von Sportlern, auch von Leistungssportlern. Wichtig ist, dass Sie nach jeder sportlichen Betätigung mindestens 200 Milliliter Kokoswasser trinken.

Kokosöl gegen oxidativen Stress

Mit jedem Atemzug nehmen wir Sauerstoff auf, pro Tag sind das etwa 2,8 Kilogramm. Aus ein bis drei Prozent der Atemluft entstehen im Zellstoffwechsel jedoch schädliche Nebenprodukte, etwa freie (Sauerstoff-)Radikale. Diese sehr aggressiven Stoffe spielen eine wichtige Rolle bei der Immunabwehr, schädigen allerdings im Übermaß Körperzellen und Gefäßwände. Dann steht der Körper unter oxidativem Stress.

Symptome: Bemerkbar macht sich dieser Zustand durch chronische Müdigkeit, geringere Konzentrations- und Leistungsfähigkeit, Funktionsstörungen von Organen, Unfruchtbarkeit, Schädigung des Erbguts (DNS) bis hin zu Krebs und einem geschwächten Immunsystem.

Ursachen: Äußere Auslöser sind eine hohe Belastung mit Umweltschadstoffen (zum Beispiel Ozon oder Smog), eine zu hohe UV-Strahlung durch übertriebenes Sonnenbaden, zu unkritischer Umgang mit Nikotin, Alkohol und anderen Drogen, anhaltender seelischer und körperlicher Stress, Radikaldiäten und zu hohe körperliche Belastungen, etwa Leistungssport.

Auswirkungen: Ein Zuviel an oxidativem Stress führt zu einer vorzeitigen Alterung. Das betrifft alle Organe einschließlich der Haut, da sie unser größtes Organ ist. Zudem begünstigt oxidativer Stress das Entstehen von chronischen Krankheiten, wie Arterienverkalkung, geschädigte Herzkranzgefäße und Herzinfarkt. Auch die Blutfette (Cholesterin und Triglyzeride) oxidieren, lagern sich an den Gefäßwänden an und verschließen die Gefäße. Die Folgen sind dramatisch: Bluthochdruck, Schlaganfall, Verschlusskrankheiten sowie Nierenschäden.

Körpereigene Schutzmechanismen

Um die freien Radikale in Schach zu halten, hat der Körper zwei Möglichkeiten.

SCHÜTZENDE ANTIOXIDANZIEN

Der Körper stellt sogenannte Antioxidanzien her. Diese Stoffe sind selbst sehr leicht oxidierbar und gehen mit freien Radikalen eine Verbindung ein, ehe diese im Körper Schaden anrichten können. Sie gelten daher als Radikalfänger. Bei einer gesunden Lebensweise herrscht also ein Gleichgewicht zwischen angreifenden freien Radikalen und abwehrenden Antioxidanzien. Ist dieses Gleichgewicht jedoch gestört, geraten die freien Radikale in die Überzahl, der Körper steht unter oxidativem Stress.

Unser Körper ist also diesen Angreifern grundsätzlich nicht schutzlos ausgeliefert. Jedoch müssen zusätzlich zu den selbst produzierten auch Antioxidanzien mit der täglichen Nahrung aufgenommen werden. Hierbei spielen Obst und Gemüse eine wesentliche Rolle. Durch sie werden unter anderem sekundäre Pflanzenstoffe, Vitamine und Spurenelemente zugeführt, welche antioxidativ wirken. Viele Antioxidanzien sind schön bunt: Sie stecken in kräftig grünem Gemüse oder Salat und dunkelrotem bzw. blauem Obst. Insbesondere Anthocyane (Pflanzenfarbstoffe) aus Beerenobst enthalten besonders viele Radikalfänger. Weitere wichtige Antioxidanzien sind die Vitamine C und E, Polyphenole aus grünem Tee, Rotwein und Kakao, Karotinoide wie Beta-Karotin in Möhren, Lycopin in Tomaten und Lutein in dunklen Blattgemüsen wie zum Beispiel Grünkohl und Spinat.

Aber auch Kokosöl enthält wirksame Antioxidanzien in Form von Polyphenolen. Dabei ist es jedoch besonders wichtig, das Virgin Coconut Oil ▶ siehe Seite 15 zu nutzen, denn nur in diesem Kokosöl sind die für den antioxidativen Effekt verantwortlichen Polyphenole noch in vollem Umfang enthalten. Untersuchungen aus Malaysia von Marina et al. aus dem Jahr 2009, bei denen konventionelles Kokosöl mit Virgin Coconut Oil verglichen wurde, zeigten, dass Letzteres einen wesentlich höheren Polyphenolgehalt aufweist und nur mit diesem Öl die schädliche Wirkung von oxidativem Stress auf Lipide der Zellmembranen vermieden werden kann. Weitere Untersuchungen ergaben, dass Polyphenole aus der Nahrung, etwa aus Obst und Gemüse, ebenfalls antientzündlich wirken können, entsprechend können auch die Polyphenole des Kokosöls zu diesem Effekt beitragen.

DIE ENTSTEHUNG FREIER RADIKALE VERHINDERN

Aber nicht nur die Zufuhr von Antioxidanzien ist wichtig, sondern die Entstehung von freien Radikalen muss verhindert werden. Eine wichtige Quelle für Radikalbelastung ist die Oxidation von ungesättigten, insbesondere mehrfach ungesättigten Fettsäuren. Das Ranzigwerden von solchen Fetten ▶ siehe Seite 18 ist ein Zeichen für diese oxidativen Veränderungen. In zunehmendem Umfang zeigen Untersuchungen, dass entgegen der ursprünglichen Ansicht ein Zuviel an mehrfach ungesättigten Fettsäuren den oxidativen Stress fördert und das Risiko für Krankheiten sogar steigern kann. Bei den

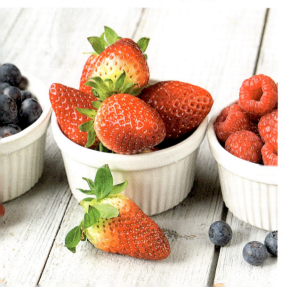

Die Antioxidanzien in roten und blauen Beerensorten schützen vor freien Radikalen.

gesättigten Fetten des Kokosöls ist eine derartige oxidative Schädigung nicht möglich, der Gehalt an mehrfach ungesättigten Fettsäuren ist viel zu niedrig. Die gesättigten mittelkettigen Fettsäuren können durch freie Radikale jedoch nicht geschädigt werden und tragen deshalb nicht zu oxidativem Stress bei. Deshalb ist es besonders günstig, bei Situationen, die mit erhöhtem oxidativem Stress verbunden sind, insbesondere bei Erkrankungen, dieses Öl zu verwenden.

Den Darm entgiften mit Kokosöl

Unser Körper muss sich ständig mit der Umwelt auseinandersetzen. Belastungen von außen wirken sich nicht nur auf die Haut, unsere äußere Schutzschicht, aus, sondern sie beeinflussen auch direkt unser Inneres. Betroffen davon sind die Lunge durch direkten Kontakt mit der Atemluft sowie insbesondere unser Verdauungstrakt. Streng genommen gehört der Innenraum von Magen und Darm noch zum äußeren Milieu, erst nach der Aufnahme der Nährstoffe ins Blut erreichen diese das innere Milieu.

Warum Entgiften wichtig ist

Mit der Nahrung nehmen wir neben den für unser Leben notwendigen Substanzen leider auch jede Menge unnützer oder sogar schädlicher Stoffe auf. Das müssen nicht gleich akut wirkende Giftstoffe sein. Viel größer ist die Wahrscheinlichkeit, dass wir über die Nahrung Mikroorganismen zu uns nehmen, die uns schaden können. Jeder kennt Lebensmittelverunreinigungen, die vor allem bei Fernreisen zu Verdauungsproblemen, meist Durchfallerkrankungen, führen können. Ursache dieser sogenannten Reisediarrhöen sind Mikroorganismen, die in unserem Darm toxisch wirken.

Entgiftungssysteme des Körpers

Allerdings nehmen wir auch sonst mit unserer Nahrung eine Unzahl von Mikroorganismen auf, ohne zu erkranken. Das bedeutet, dass der Körper mit einer gewissen mikrobiellen Belastung umgehen kann. Dafür hat er verschiedene Strategien entwickelt.

SPEICHEL

Bereits im Mund beginnt ein Kampf gegen fremde Organismen mithilfe von Verdauungsenzymen im Speichel. Allerdings ist dieses System nicht sehr effektiv, denn unser Mund beherbergt ständig eine sehr große Zahl verschiedener Mikroorganismen, die auch zu Problemen wie Zahnfleischerkrankungen führen können ▸ siehe Seite 62.

MAGENSÄURE

Die Säurebildung im Magen ist der quantitativ wichtigste Abwehrmechanismus gegen schädliche Mikroorganismen. Die Magensäure sterilisiert unsere Nahrung, denn der sehr saure pH-Wert von etwa 1,5 bis 2 tötet praktisch alle Mikroorganismen ab. Die Säurebildung ist also extrem wichtig. Mit zunehmendem Alter lässt die Fähigkeit zur Säurebildung bei vielen Menschen jedoch nach. Die Folge ist ein höheres Risiko für Darminfektionen. Außerdem werden Nährstoffe wie zum Beispiel Mineralstoffe und Vitamine nicht mehr so effektiv aus der Nahrung freigesetzt, da die hierfür benötigte Säure fehlt. Letztendlich können dann Mangelsituationen drohen. Häufig werden zudem Medikamente eingenommen, die die Säurebildung im Magen hemmen. Diese Säureblocker können zwar akut bei Entzündungen der Magenschleimhaut helfen, langfristig sollte man mit ihnen jedoch zurückhaltend umgehen.

DARMFLORA

Trotz Säure im Magen können Mikroorganismen in den Darm gelangen, wenn wir sehr viel auf einmal essen oder die Magensäure mit sehr viel Flüssigkeit beim Essen verdünnen. Im Dickdarm vermischen sich diese Mikroben mit unseren körpereigenen Mitbewohnern, der Darmflora. Unser Darm enthält etwa 1,5 Kilo Mikroorganismen, vor allem spezifische Darmbakterien. Diese sind für eine geregelte Verdauung und das Aufschließen von Nahrungsbestandteilen von überragender Bedeutung. Eine gesunde Darmflora kann auch fremde, unfreundliche Neuankömmlinge im Darm in Schach halten und Krankheiten vermeiden. Ist unsere Darmflora jedoch nicht im Gleichgewicht oder zum Beispiel durch die Einnahme von Antibiotika geschwächt, können fremde Organismen wie bestimmte Viren oder Pilze viel Schaden anrichten. Diese Schäden treten besonders dann auf, wenn es den Schädlingen gelingt, die Darmwand zu durchdringen und andere Körperzellen zu infizieren.

Immunsystem im Darm

Normalerweise sollte dieses Eindringen in den Körper durch unser Immunsystem verhindert werden. In unserem Blut kreisen Immunzellen (die weißen Blutkörperchen), die entweder ganz unspezifisch alles, was als »fremd« erkannt worden ist, bekämpfen und eliminieren oder die sehr spezifisch bestimmte Krankheitserreger, wie zum Beispiel Viren, erkennen und abtöten können. Der größte Teil dieser Immunzellen, nämlich etwa 70 Prozent, kreist jedoch nicht ständig im Blut, sondern befindet sich zumindest für längere Zeit in bestimmten Bereichen der Darmwand. Der Darm ist damit quantitativ unser wichtigstes Immunorgan. Neben Keimen schafft unser Immunsystem auch Giftstoffe weg, die wir mit der Nahrung aufgenommen haben und die möglicherweise körpereigene Zellen verändern oder zerstören. Gleiches gilt für Zellen, die ihre Struktur verändert haben, so wie es bei Tumorzellen passieren kann. Der überwiegende Teil dieser Zellen wird regelmäßig vom Immunsystem erkannt und eliminiert.

Natürlich ist die Kapazität eines derartigen Schutzmechanismus nicht unendlich. Ein Überschwemmen mit schädlichen Keimen oder veränderten Zellen stellt deshalb eine große Gefahr dar und kann unser Immunsystem überlasten.

Immunbooster Kokosöl

Wir können jedoch unseren Darm und unser Immunsystem in erheblichem Umfang unterstützen. Bei regelmäßigem und ausreichendem Verzehr von Kokosöl wird ein großer Teil der Schadorganismen – Viren, Bakterien und Hefezellen – bereits im Darm von den mittelkettigen Fettsäuren zerstört. Diese Fettsäuren lagern sich in die umhüllende Membran der Mikroben ein und destabilisieren sie, sodass deren Membran zerfällt und der verbleibende Rest abgebaut werden kann. Das Besondere ist nun, dass dieser Prozess nur unfreundliche Bakterien und Hefen sowie Viren, die von einer speziellen Schicht (Lipidmembran) umgeben sind, abtötet. Es gibt keine Hinweise, dass mittelkettige Fettsäuren die wichtigen freundlichen Darmbakterien angreifen. Darmbakterien besiedeln uns sicherlich seit Tausenden von Generationen. In dieser Zeit haben sich die nützlichen Bakterien an die Anwesenheit von mittelkettigen Fettsäuren angepasst. Pathogene Keime werden aber entweder schnell selbst getötet oder sie töten ihren Wirt, eine Anpassung an die Fettsäuren des Wirtes findet deshalb kaum statt. Bei

INFO

WEICHER STUHL DURCH KOKOSÖL

Am Beginn der Einnahme von Kokosöl kommt es häufig zu Stuhlaufweichungen bis hin zu Durchfall. Dies lässt sich durch das Absterben unfreundlicher Keime erklären. Die Abbauprodukte dieser Mikroorganismen binden Wasser und führen zu den Durchfallsymptomen. Es handelt sich also um einen günstigen Effekt der Eliminierung von Keimen. Nach wenigen Tagen wird sich Ihre Verdauung normalisieren.

vielen dieser schädlichen Keime konnte sich deshalb eine Resistenz gegenüber mittelkettigen Fettsäuren nicht aufbauen.

KOKOSÖL MUSS »AKTIVIERT« WERDEN

Kokosnüsse können durchaus auch selbst von Bakterien und Hefen befallen werden. Wie ist das möglich, wenn das Öl so gut gegen Mikroorganismen hilft? Damit Kokosöl wirken kann, müssen die mittelkettigen Fettsäuren »aktiviert« werden, das heißt, erst wenn die Triglyzeride gespalten sind in Glyzerin und Fettsäuren, entfalten Letztere ihre antimikrobielle Wirkung. Vor allem die Fettsäuren Capron-, Capryl-, Caprin- und Laurinsäure ▸ siehe Tabelle Seite 16 sind kurz genug, um in die Hüllmembranen der Mikroorganismen eingebaut zu werden und sie dann zu durchlöchern. Auch sehr wirksam sind Monoglyzeride, also der verbleibende Rest, wenn aus einem Triglyzerid zwei Fettsäuren abgespalten worden sind. Besonders wirksam ist hier das Monolaurat, also Glyzerin mit einer gekoppelten Laurinsäure. Di- und Triglyzeride besitzen hingegen keine antimikrobielle Wirksamkeit.

Wiederaufbau der Darmflora

Da aus dem Kokosöl bereits im Mundraum durch fettspaltende Enzyme des Speichels Fettsäuren abgespalten werden und dieser Prozess im Magen und Darm schnell vollständig abgeschlossen wird, kann Kokosöl im gesamten Verdauungstrakt seine volle antimikrobielle Aktivität entfalten. Insgesamt gesehen führt das zu einer erheblichen Entlastung anderer Entgiftungsmechanismen, sodass Kokosöl in beträchtlichem Umfang zur »Darmreinigung« beiträgt. Mit »Reinigung« des Darms ist dabei die Wiederherstellung oder Sanierung einer günstigen Darmflora durch Abtöten überwuchernder Keime wie zum Beispiel eines massiven Wachstums von Hefepilzen der Sorte *Candida* gemeint. Die Darmflora sorgt dafür, dass mögliche Ablagerungen abgebaut und ausgeschieden werden. Hierbei kann Kokosöl einen wertvollen Beitrag leisten. Anschließend ist es wichtig, die günstige Darmflora zu vermehren. Hier können pro-

biotische Produkte sehr hilfreich sein. Verwenden Sie regelmäßig Milchprodukte mit nicht abgetöteten Milchsäurebakterien wie Naturjoghurt oder probiotische Präparate wie zum Beispiel Symbioflor® oder Probiotik protect® Pulver. Zusätzlich können Sie das erneute Überhandnehmen ungünstiger Keime mit ausreichend Kokosöl vermeiden. Ein sehr wichtiger Faktor für eine günstige Darmbesiedlung sind ausreichende Ballaststoffe in der Nahrung. Auch hier können Sie mit Kokosprodukten helfen. Kokosfleisch enthält einen hohen Ballaststoffanteil. Wenn Sie Kokosraspel essen, nutzen Sie sowohl den positiven Effekt des Kokosöls als auch den der Ballaststoffe aus.

TIPP

RICHTIG SANIEREN MIT KOKOSÖL

Wie bei allem ist auch bei der Verwendung von Kokosöl zur Darmsanierung die Dosis entscheidend. Kokosöl wird gut und schnell aus dem Darm ins Blut aufgenommen. Um zu gewährleisten, dass im Dickdarm noch ausreichend viele mittelkettige Fettsäuren ankommen, darf die Zufuhr nicht zu gering sein. Erfahrungsgemäß sind etwa vier bis sechs Teelöffel Kokosöl pur oder im Essen pro Tag eine vernünftige Menge.

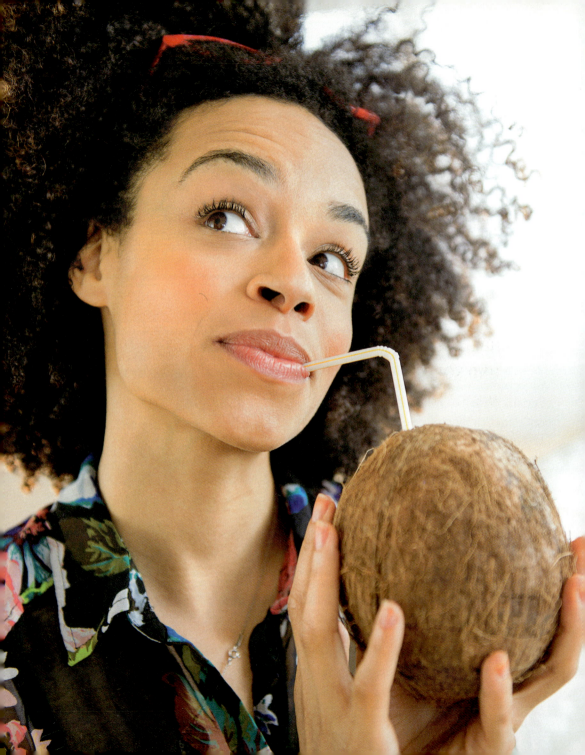

MIT KOKOSÖL BESCHWERDEN LINDERN

IN DIESEM KAPITEL LESEN SIE, WIE SIE SICH DURCH EINBEZIEHEN VON KOKOSÖL IN IHRE TÄGLICHE ERNÄHRUNG UND KÖRPERPFLEGE VOR KRANKHEITEN SCHÜTZEN UND WIE SIE IHRE VITALITÄT AUCH MIT ZUNEHMENDEM ALTER ERHALTEN KÖNNEN.

Helfer bei verschiedenen Krankheiten **32**

Kokosöl und Säure-Basen-Haushalt **50**

Kokosöl für Haut, Haare und Zähne **58**

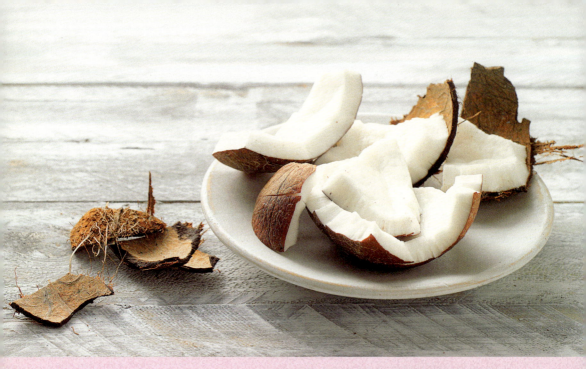

HELFER BEI VERSCHIEDENEN KRANKHEITEN

Die Kokosnuss ist im asiatisch-pazifischen Raum nicht nur Grundnahrungsmittel und dadurch unabdingbarer Bestandteil vieler Speisen, Kokosprodukte wurden und werden dort ebenso intensiv in der traditionellen Heilkunde, etwa der ayurvedischen Medizin, verwendet. Dabei dienen die Produkte sowohl dem Erhalt der Gesundheit als auch der Behandlung vieler Krankheiten. Wegen dieser besonderen gesundheitlichen Wirkungen heißt die Kokospalme zum Beispiel auf den Philippinen »Baum des Lebens«. Erst vor Kurzem ist es der modernen Wissenschaft gelungen, viele Geheimnisse über die erstaunlichen Heilkräfte der Kokosnuss zu entschlüsseln. In zunehmendem Umfang wird auch in der westlichen Schulmedizin die Wirksamkeit von Kokosöl und anderen Kokosprodukten anerkannt und in der Therapie genutzt.

Kokosöl richtig anwenden

Bei allen in diesem Kapitel genannten Beschwerden können Sie mit Kokosprodukten, vor allem mit Kokosöl, den Verlauf der Krankheit abmildern oder zu deren Heilung beitragen. Wenn nichts anderes angegeben ist, müssen Sie dafür »nur« Kokosöl täglich zu sich nehmen oder bei Hautbeschwerden ▸ siehe ab Seite 58 äußerlich anwenden. Für beide Anwendungsformen ist das gleiche Kokosöl geeignet.

Wie viel Kokosöl ist nötig?

Um die Ketonkonzentration ▸ siehe Seite 20 f. im Blut zu steigern, darf die tägliche Zufuhr an Kokosöl nicht zu gering sein. Bereits eine Dosis von 20 bis 30 Gramm Kokosöl pro Tag, das entspricht etwa vier bis sechs Teelöffeln, führt bei den meisten Menschen zu einer Erhöhung der Ketone.

NICHT ZU VIEL AM ANFANG!

Natürlich ist es auch ohne Weiteres möglich, mehr Kokosöl zu essen. Allerdings sollten Sie die Dosis von Kokosöl zu Beginn einer Ernährungsänderung nicht zu hoch wählen. Wenn Ihr Magen und Darm noch nicht an größere Mengen von mittelkettigen Fettsäuren gewöhnt sind, kann es bei hoher Zufuhr zu Verdauungsproblemen kommen, wie Magenbeschwerden und Stuhlautweichung bis hin zu leichtem Durchfall. Aus diesem Grund ist es ratsam, mit fünf Gramm oder einem Teelöffel Kokosöl pro Tag zu beginnen und die Zufuhr jeden zweiten Tag um weitere fünf Gramm zu erhöhen. Wer regelmäßig Kokosöl isst, hat mit Sicherheit keine negativen Effekte des Kokosöls auf die Verdauung zu befürchten.

Eine Ursache für das Auftreten von Durchfallerscheinungen kann darin liegen, dass die im Kokosöl enthaltene Laurinsäure im Darm zum Absterben von unerwünschten Pilzen wie Hefen führt. Die anschließende normale Besiedlung des Darms mit günsti-

WICHTIG

BITTE BEACHTEN!
Da insbesondere das Virgin Coconut Oil ▸ siehe Seite 15 neben den Fetten noch verschiedene andere Inhaltsstoffe enthält, kann es in sehr seltenen Fällen auch zu allergischen Reaktionen kommen.

- Nussallergiker sollten mit einem Teelöffel Kokosöl ausprobieren, ob es bei ihnen Allergien auslöst.
- Menschen, die überempfindlich auf Salizylsäure reagieren, sollten beachten, dass auch in Kokosöl geringe Mengen dieser Säure enthalten sein können. Salizylsäure kommt oft in bestimmten Früchten, insbesondere in Kirschen vor.

gen Mikroorganismen dauert einige Tage. Essen Sie probiotische Lebensmittel wie Joghurt, um Ihren Darm im Aufbau einer günstigeren Darmflora zu unterstützen

▶ **siehe Seite 29.**

Können Kinder Kokosöl essen?

Selbstverständlich ist Kokosöl für Kinder ebenfalls geeignet. Da es in vielen tropischen Ländern das übliche Nahrungsfett ist, wird es dort auch von Kindern verzehrt. Die mittelkettigen Fettsäuren aus Kokosöl sind im Gegensatz zu langkettigen Fetten besonders schnell und leicht verdaulich und versorgen den Körper rasch mit Energie. Deshalb ist Kokosöl sogar besonders gut für den wachsenden Organismus geeignet. Gerade bei unterernährten Kindern oder bei Kindern, die eine schwere Krankheit durchgemacht haben, konnte mit Kokosöl eine schnelle Erholung erreicht werden.
Zudem lassen sich durch die zusätzliche Versorgung des Gehirns mit den mittelkettigen Fettsäuren als alternativer Brennstoff insbesondere bei Kindern und Jugendlichen die schulischen Leistungen und die Aufmerksamkeit fördern.

DOSIERUNG BEI KINDERN

Ergänzen Sie die Nahrung
- **bei Kindern von 2 bis 6 Jahren** mit einem Teelöffel Kokosöl morgens und abends
- **bei Kindern von 7 bis 12 Jahren** mit zwei Teelöffeln morgens und abends

Diabetes

Allgemeines: Diabetes ist die häufigste Stoffwechselerkrankung weltweit, in Deutschland wird die Zahl der daran Erkrankten auf über zehn Millionen geschätzt. Bei diesem Krankheitsgeschehen reagieren bestimmte Stellen auf der Zelloberfläche, die sogenannten Insulinrezeptoren, kaum noch oder nicht mehr auf Insulin (Insulinresistenz). Das Hormon Insulin aus der Bauchspeicheldrüse ist unter anderem dafür verantwortlich, dass der über die Nahrung aufgenommene Zucker (Glukose) aus dem Blut in die Zellen geschleust wird. Für eine gewisse Zeit kann die Insulinresistenz durch eine erhöhte Produktion von Insulin kompensiert werden. Langfristig führt diese Überproduktion aber dazu, dass die Bauchspeicheldrüse erschöpft. Dann kommt es zum Insulinmangel und in der Folge zu einer unzureichenden Aufnahme von Glukose in die Zellen – der Zucker kann nicht verstoffwechselt werden und bleibt im Blut. Wenn Diabetiker dann viele Kohlenhydrate verzehren, kommt es zu einer Überflutung des Organismus mit freier Glukose aufgrund des beeinträchtigten Abbaus.
Nach einer Mahlzeit ist ein erhöhter Blutzuckerspiegel normal. Als Folge der zu hohen Glukosekonzentration im Blut von unbehandelten oder schlecht eingestellten Diabetikern wird überschüssiger Zucker durch die Nieren ausgeschieden, wodurch der Körper

auch erhebliche Mengen Flüssigkeit verliert. Häufiger Harndrang und großer Durst sind deshalb frühe Zeichen eines Diabetes. Der Flüssigkeitsmangel im Körper kann bis zur Bewusstseinstrübung führen.

Gefürchtet sind aber vor allem die Folgeschäden des Diabetes. Die oft zu hohe Blutzuckerkonzentration führt dazu, dass sich Glukose an Bestandteile der Zellmembranen anheftet. Diese »Verzuckerung« verändert die Funktion und Struktur der Zellwände in den Blutgefäßen. Als Folge treten Durchblutungsstörungen insbesondere in den Beinen auf, die im Extremfall sogar Amputationen notwendig machen. Auch die Netzhaut des Auges wird geschädigt, mit der Folge der langsamen Erblindung. Die veränderte Funktion der Blutgefäße ist auch dafür verantwortlich, dass das Risiko für Herzinfarkt und Schlaganfall bei Patienten mit Diabetes wesentlich erhöht ist.

Schulmedizinische Therapie: In der Frühphase der Diabeteserkrankung kann mit Medikamenten die Empfindlichkeit der Insulinrezeptoren verbessert werden, wodurch die Blutzuckerkonzentration ausreichend reguliert werden kann. Allerdings ist es häufig der Fall, dass bei länger bestehendem Diabetes die Produktion von Insulin vollständig versiegt und die Patienten dann auf die Zufuhr von Insulin von außen angewiesen sind. Um festzustellen, wie hoch der Bedarf an Insulin ist, müssen die Patienten regelmäßig ihre Blutzuckerkonzentration messen

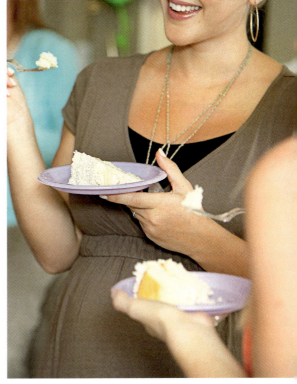

Bei Diabetes ist infolge der zu hohen Kohlenhydrataufnahme der Zuckerstoffwechsel gestört.

und dann die notwendigen Mengen Insulin – abhängig von der Menge der verzehrten Kohlenhydrate – injizieren.

So hilft Kokos

Bei Diabetes spielen mehrere Kokosprodukte eine Rolle.

Kokosöl: Grundsätzlich ist es sinnvoll, die Menge an Kohlenhydraten in der Nahrung zu reduzieren und einen Teil davon durch leicht verdauliche Fette zu ersetzen. Hier bietet sich Kokosöl als hervorragende Möglichkeit an, den Körper mit einer schmack-

INFO

KOKOSÖL UNTERSTÜTZT DIE BAUCHSPEICHELDRÜSE

Neben der Bereitstellung von Insulin ▶ **siehe Seite 34** produziert die Bauchspeicheldrüse (Pankreas) auch Enzyme für die Fettverdauung, und zwar für die Verdauung langkettiger Fette. Doch die Fähigkeit des Pankreas, diese Enzyme bereitzustellen, lässt mit zunehmendem Alter nach. Als Folge können fettreiche Lebensmittel nicht mehr so gut vertragen werden. Auch die Versorgung mit Mineralstoffen und Vitaminen kann beeinträchtigt sein. Oft wird dann Fett in der Nahrung gemieden. Das Gleiche passiert natürlich, wenn die Bauchspeicheldrüse erkrankt ist, etwa bei einer Entzündung oder Krebserkrankung, oder wenn der Abfluss des Pankreassekrets nicht ausreichend funktioniert. Eine Ernährung mit reichlich Kokosfett belastet die Bauchspeicheldrüse jedoch kaum. Denn wenn die Fettzufuhr in Form von Kokosöl erfolgt, sind für die Fettverdauung keine Enzyme des Pankreas nötig, weil Kokosöl bereits im Mund und Magen durch fettspaltende Enzyme zerteilt wird ▶ **siehe Seite 19.**

haften und schnell verfügbaren Energiequelle zu versorgen, ohne dass Insulin nötig ist. Dieser Insulin-Spareffekt hat dann langfristig eine positive Wirkung auf die Diabeteserkrankung. Während man früher annahm, dass eine einmal entstandene Diabeteserkrankung lebenslang besteht, zeigen neuere Studien, dass bei Einhalten einer ketogenen Diät ▶ **siehe Seite 20** gekoppelt mit deutlicher Gewichtsreduktion noch eine gute Chance besteht, die Erkrankung vollständig zu heilen. Diabetes war früher in Ländern mit hohem Verzehr von Kokosöl sehr selten. Nach Änderung der Ernährungsgewohnheiten hin zu einer Ernährung mit deutlich weniger Kokosöl stieg in diesen Ländern das Risiko für Diabetes ebenfalls erheblich an. Viele diabetesbedingte Schäden im Körper gehen auf das Konto von freien Radikalen, die bei Diabetes vermehrt gebildet werden. Was Sie gegen die freien Radikale und den dadurch ausgelösten oxidativen Stress tun können, lesen Sie ab Seite 24.

Kokosblütenzucker: Diabetiker sollten Zucker in ihrer Ernährung meiden, da dieser die Blutglukosekonzentration schnell ansteigen lässt. Haben Sie dennoch das Bedürfnis nach Süßem, sollten Sie Ihre Speisen und Getränke mit Kokosblütenzucker zubereiten. Er schmeckt angenehm süß, führt aber nicht zu einem schnellen Blutzuckeranstieg wie Haushaltszucker ▶ **siehe Info Seite 15.**

Kokosfleisch: Auch dem Protein aus dem Kokosfleisch wird eine günstige Wirkung

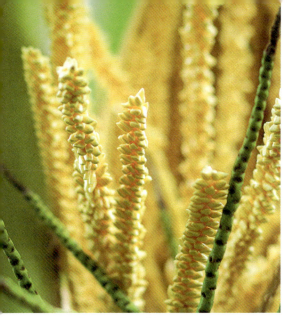

Der Zucker aus den Blüten der Kokospalme lässt den Blutzucker nicht so schnell ansteigen.

beim Diabetes zugesprochen. Es enthält größere Mengen der Aminosäure Arginin. Sie ist die Vorstufe von Stickstoffoxid, ein Botenstoff, der auf die Blutgefäße erweiternd wirkt und dadurch erheblich zur Heilung von diabetesbedingten Erkrankungen des Fußes beiträgt. Untersuchungen zum Beispiel von Piatti et al. aus Mailand von 2001 zeigten, dass Arginin auch die Insulinempfindlichkeit bei Diabetikern deutlich verbessern konnte.

Gallensteine

Allgemeines: Gallensteine bestehen aus verfestigter Gallenflüssigkeit. Je nach Zusammensetzung werden sie zum Beispiel als Cholesterin- oder Pigmentsteine bezeichnet. Cholesterinsteine sind gelblich gefärbt, können so groß werden wie eine Kirsche und bestehen zu über 70 Prozent aus Cholesterin. Bei ungefähr jedem sechsten Menschen in Deutschland lassen sich Gallensteine nachweisen.

Zu den typischen Beschwerden gehören Völlegefühl, Übelkeit und Schmerzen im Oberbauch. Oft verursachen Gallensteine keine Symptome. Verschließen sie jedoch den Gallenausgang, so kann das im Extremfall zu den äußerst schmerzhaften Gallenkoliken führen. Ist der Gallenausgang nur teilweise verschlossen, staut sich Gallenflüssigkeit bis in die Leber zurück und kann dort zu Entzündungen führen.

Schulmedizinische Therapie: Bei Verschluss des Gallenausgangs wird meist die Gallenblase operativ entfernt. Eine Steinzertrümmerung mittels Stoßwellen wird nur noch selten angewendet.

So hilft Kokosöl

Kokosöl hat die erstaunliche Fähigkeit, Gallensteine aufzulösen. Verantwortlich dafür ist die Caprylsäure (Oktansäure) oder ein Abbauprodukt der caprylsäurehaltigen Triglyzeride, das Monooktanoin. Die Caprylsäure ist im Kokosöl zu etwa acht Prozent enthalten. Bei mehr als 50 Prozent der Gallensteinpatienten ließen sich die Gallensteine nur durch Behandlung mit dieser Fettsäure vollständig auflösen.

37

INFO

WEITERE EINSATZMÖGLICHKEITEN VON KOKOSÖL

- Diätetische Behandlung bei Kurz-darmsyndrom nach einer Dünn-darmoperation und Störungen im Lymphsystem
- Mukoviszidose, da hier die Produktion von Fettverdauungsenzymen gestört ist
- Angeborene Fettstoffwechsel-störungen
- Unterernährung
- Als Säuglingsnahrung

Herzerkrankungen

Allgemeines: Der Herzinfarkt zählt neben Herzschwäche und Herzrhythmusstörungen zu den häufigsten Herzerkrankungen. In Deutschland gehört er zu den Haupttodes-ursachen, knapp 300 000 Menschen erleiden pro Jahr einen Herzinfarkt, etwa 90 000 ster-ben daran. Als typische Symptome gelten unerträgliche Schmerzen hinter dem Brust-bein, die in den linken Arm, in den Hals, Unterkiefer und Rücken ausstrahlen kön-nen, ein Engegefühl im Brustkorb, Atemnot, starke Unruhe und Todesangst. Frauen ha-ben oft Schmerzen im Oberbauch, Übelkeit und Erbrechen sowie Schwindel.

Bei einem Herzinfarkt sterben Zellen des Herzmuskels ab, weil versorgende Blutgefä-ße verschlossen wurden. Als Risikofaktoren für die Entstehung eines Herzinfarkts, aber auch eines Schlaganfalls, gelten Rauchen und Alkohol, Bluthochdruck, Diabetes, Übergewicht, ungesunde Ernährung, zu we-nig Bewegung und Stress. Ein wesentlicher Risikofaktor ist eine zu hohe Cholesterin-konzentration im Blut. Allerdings weiß man inzwischen, dass nicht der Gesamtcholeste-ringehalt ausschlaggebend ist, sondern dass man zwischen dem LDL-Cholesterin (Low-Density-Lipoprotein-Cholesterin) und dem HDL-Cholesterin (High-Density-Lipopro-tein-Cholesterin) differenzieren muss. Ein hoher Gehalt von LDL-Cholesterin ist un-günstig, da sich dieses Cholesterin an den Innenwänden der Herzkranzgefäße ablagern kann und dort die Bildung von sogenannten Plaques fördert. Diese verengen das Gefäß-volumen (Arteriosklerose). Reißt die Ober-fläche einer Plaque auf, wird der Riss wie eine Wunde von Blutplättchen abgedichtet. Dadurch wird das Gefäßvolumen zusätzlich verkleinert oder das Gefäß wird ganz ver-schlossen. Den gleichen Effekt kann ein Blutgerinnsel haben. Das hinter der Ver-schlussstelle liegende Gewebe wird dann nicht mehr adäquat mit Sauerstoff und Nährstoffen versorgt, bereits nach wenigen Minuten kann es absterben. Ist vom Ver-schluss ein großes Herzkranzgefäß betrof-fen, können die Auswirkungen tödlich sein.

Schulmedizinische Therapie: Ein Herzinfarkt ist ein Notfall und muss im Krankenhaus behandelt werden. Wichtig ist, das verschlossene Gefäß wieder durchgängig zu machen. Dazu wird entweder ein Stent implantiert oder es werden gerinnungshemmende Arzneimittel eingesetzt, die das Gerinnsel auflösen. Auch die Salizylsäure wirkt blutverdünnend.

So hilft Kokosöl

Früher dachte man, dass Kokosöl einen negativen Effekt auf die Herzgesundheit hat. In der Tat nimmt bei hohem Verzehr von Kokosfett der Gesamtcholeseringehalt im Blut etwas zu. Dennoch hat sich diese Vorstellung inzwischen als falsch erwiesen. Vielmehr zeigte sich, dass Kokosöl einen wesentlichen Schutzeffekt gegenüber dem Auftreten von Herzerkrankungen hat, denn durch den hohen Verzehr von Kokosöl steigt der Anteil des »guten« HDL-Cholesterins überproportional an. Und von HDL-Cholesterin weiß man, dass es überschüssiges Cholesterin aus solchen Plaques entfernen kann und somit einen Schutzfaktor darstellt.
Wie Sie auf Seite 19 gelesen haben, gelangen die langkettigen Fettsäuren erst über das Lymphsystem ins Blut und werden dort an Transportproteine (Lipoproteine) gebunden, in denen auch Cholesterin enthalten ist. Die Wahrscheinlichkeit, dass sich diese relativ großen Partikel als Plaque an Oberflächen von Blutgefäßen anheften und dort zu einer Verengung führen, ist wesentlich größer als bei den mittelkettigen Fettsäuren, die schnell aus dem Blut verschwinden ▸ siehe Seite 19.

VIRGIN COCONUT OIL (VCO) BESSER ALS KOPRA

Insbesondere der Konsum von kalt gepresstem Kokosöl (VCO, ▸ siehe Seite 15), Kokoswasser und Kokosmus zeigte positive Effekte auf den Blutcholeseringehalt, den Blutdruck und Blutzuckergehalt. Der positive Effekt von Kokosöl aus Kopra ▸ siehe Seite 14 ist dagegen geringer. Da die Fettsäurezusammensetzung im Öl aus Kopra identisch mit der aus VCO ist, wird die zusätzliche positive Wirkung bei Verwendung von VCO auf die in diesem Öl noch vorhandenen bio-aktiven Substanzen zurückgeführt, die bei der Herstellung von Kokosöl aus Kopra verloren gehen. Insbesondere die antioxidativ wirkenden Inhaltsstoffe ▸ siehe Seite 24 dürften wesentlich dazu beitragen. LDL-Cholesterin kann durch freie Radikale oxidiert werden und trägt dann erheblich zur Plaquebildung bei. Antioxidanzien können die Oxidierung von LDL-Cholesterin verhindern und damit der Plaquebildung entgegenwirken. Dieser Schutzeffekt wird noch verstärkt durch die erhöhte Konzentration von HDL-Cholesterin bei reichlichem Kokosölkonsum, das bereits abgelagertes Cholesterin wieder zu entfernen vermag.
Zudem hemmt gerade VCO verstärkt die Verklumpung der Blutplättchen.

INFO

MUTTERMILCH KANN VOR INFEKTI-ONEN SCHÜTZEN

Muttermilch schützt den Säugling vor Infektionen mit Viren und Bakterien. Da sich das Immunsystem der Neugeborenen erst entwickelt, ist ein Schutz von außen für sie besonders wichtig. Als Wissenschaftler herausfinden wollten, was die Ursache für diesen antimikrobiellen Effekt der Muttermilch ist, stießen sie auf die Laurinsäure. In der Muttermilch macht die Laurinsäure etwa sechs Prozent des Fettgehalts aus. Mittelkettige Fettsäuren werden in den Brustdrüsen synthetisiert und an die Milch abgegeben. Nimmt eine Mutter während der Stillzeit und auch schon während der Schwangerschaft täglich ausreichend Kokosöl zu sich, das heißt 20 bis 30 Gramm pro Tag, erhöht sich der Anteil von mittelkettigen Fettsäuren, insbesondere Laurinsäure, in der Muttermilch. Es ist interessant, dass in der Muttermilch dann mittelkettige Fettsäuren in einer Menge von fast 50 Prozent enthalten sein können. Ausschließlich gestillte Babys sind wesentlich weniger anfällig für Infektionskrankheiten.

Infektionen

Allgemeines: Unter Infektionen versteht man Erkrankungen, die durch Bakterien, Viren, andere Einzeller, Pilze oder Parasiten hervorgerufen werden. Normalerweise werden diese Erreger vom Immunsystem in Schach gehalten. Sind Keime in den Körper eingedrungen, werden sie von den Zellen des Immunsystems bekämpft. Ist die Abwehr geschwächt oder die Anzahl der eingedrungenen Keime zu groß, gewinnen die Keime die Oberhand – wir werden krank.

Schulmedizinische Therapie: Eine übermäßige Besiedlung mit Bakterien wird meist mit Antibiotika behandelt. Auch gegen Viren, Pilze und Parasiten werden spezifische Medikamente eingesetzt.

So hilft Kokosöl

Umfangreiche Untersuchungen von Jon Kabara et al. aus Michigan, USA, die bereits 1972 veröffentlicht wurden, zeigten, dass mittelkettige Fettsäuren eine signifikant abtötende Aktivität gegenüber vielen Bakterien aufweisen. Aber auch gegen verschiedene Viren, Pilze und sogar bestimmte Parasiten sind sie wirksam. Dabei erwies sich die Laurinsäure (mit zwölf Kohlenstoffatomen) als effektivste freie Fettsäure. Noch wirksamer war jedoch das Monolaurat – also Glyzerin mit einem Molekül Laurinsäure gekoppelt –, wohingegen Di- und Trilaurat kaum antibakteriell wirksam sind.

WIRKMECHANISMUS VON KOKOSÖL

Die antimikrobielle Wirkung von Kokosöl beruht auf der Zerstörung der Membranen, die die Viren und die anderen Mikroorganismen umhüllen. Die freien mittelkettigen Fettsäuren und insbesondere das Monolaurat lösen die Lipide und Phospholipide aus den Membranen der Mikroorganismen heraus und inaktivieren diese durch Zerfall der Zellmembran.

Bakterien: Monolaurat soll zusätzlich bestimmte Signalübermittlungskaskaden in Bakterien stören. Insgesamt führen diese Effekte zu einer deutlichen Verminderung von Bakterien wie *Pseudomonas aeruginosa*, *Staphylococcus aureus* und *Bacillus subtilis*. Eine hohe Zufuhr von Kokosöl kann vielen bakteriellen Krankheiten vorbeugen und bei bereits bestehender Infektion die Therapie unterstützen. Insbesondere ist hervorzuheben, dass Kokosöl oder seine Fettsäuren keine negativen Auswirkungen auf erwünschte Keime haben ▶ siehe Seite 28.

Viren: Ähnlich effektiv ist Kokosöl in der Bekämpfung viraler Infektionen, zum Beispiel durch Epstein-Barr-, Influenza-, Masern oder *Herpes-simplex*-Viren. Es hemmt den Aufbau und die Reifung der Viren. Daneben könnte Kokosöl sogar einen Beitrag bei der Behandlung von Aids leisten. Untersuchungen haben gezeigt, dass Kokosöl und daraus isoliertes Monolaurat bei Patienten mit HIV-Infektion die Virenlast deutlich reduzieren konnte.

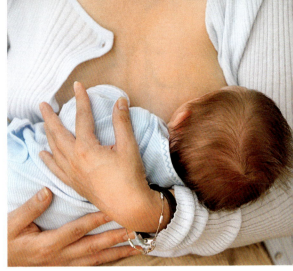

Die Laurinsäure in der Muttermilch schützt Babys, die gestillt werden, gegen Infektionen.

Pilze, insbesondere vom Typ *Candida*, überwuchern häufig die normale Darmflora, wenn eine Infektion mit Antibiotika behandelt wurde, denn diese Mittel töten nicht nur die krankheitsverursachenden Keime ab, sondern auch die »guten« Darmbakterien. Auch hier konnte Kokosöl die Belastung mit diesen Keimen erheblich reduzieren und die normale Darmflora wiederherstellen.

Darmparasiten: Seit Langem werden Kokosprodukte in den Tropen zur Vorbeugung und Behandlung von Erkrankungen, die durch Darmparasiten hervorgerufen werden, eingesetzt. Obwohl bei uns solche Krankheiten selten sind, können wir uns bei Reisen in die Tropen anstecken. Jedoch meiden viele Reisende die ortsüblichen Speisen, die oft reichlich Kokosöl enthalten, aus falsch verstandenen Hygienevorstellungen.

KOKOSÖL BEI MAGENGESCHWÜR

Ein Magengeschwür ist eine offene Wunde in der Schleimhaut des Magens oder Zwölffingerdarms. Es ist äußerst schmerzhaft, weil hier die Magensäure die Magenwand direkt ätzend angreift.

Viele Jahrzehnte lang bekamen Patienten mit Magengeschwür Medikamente, die die Magensäuresekretion hemmten. Ein weiterer Therapieansatz war die Neutralisierung der Säure im Magen mittels Medikamenten oder Diäten. Die Ursache der Erkrankung wurde damit jedoch nicht angegangen. Erst in den 1980er-Jahren entdeckte man als Ursache für die Entstehung der schmerzhaften Geschwüre und Entzündungen eine Infektion des Magens und Zwölffingerdarms mit dem Bakterium *Helicobacter pylori*. Heute besteht die übliche Therapie bei Magenschleimhautentzündungen deshalb im Einsatz von Antibiotika und Säureblockern. Allerdings ist die Wirkung der verwendeten Antibiotika oft sehr unspezifisch, wodurch im Verdauungstrakt auch gesundheitsfördernde Keime abgetötet werden.

Seit Langem ist jedoch auch bekannt, dass Milch einen günstigen Einfluss auf die entsprechenden Magenprobleme hat. Der positive Effekt von Milch lässt sich vor allem auf ihren Gehalt an mittelkettigen Fettsäuren zurückführen. Untersuchungen zeigten, dass besonders Laurinsäure und Monolaurat *Helicobacter pylori* wirksam abtöten. Auch die anderen mittelkettigen Fettsäuren sowie einige langkettigen Fettsäuren besitzen eine ähnliche Wirksamkeit, allerdings sind dafür deutlich höhere Konzentrationen nötig. Da Kokosöl viel mehr Laurinsäure enthält als Milch, ist verständlich, dass es diese Bakterieninfektion des Magens wirksamer bekämpft. 20 bis 30 Gramm Kokosöl pro Tag schützen Ihren Magen effektiv.

Elektronenmikroskopische Aufnahme des Bakteriums Helicobacter pylori.

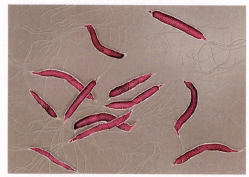

HELFER BEI VERSCHIEDENEN KRANKHEITEN

Krebs

Allgemeines: In den 20er-Jahren des vergangenen Jahrhunderts entwickelte der deutsche Biochemiker Otto Warburg (1883–1970) eine Hypothese, wonach Krebszellen eine andere Form der Energiegewinnung haben als andere Körperzellen. Trotz Anwesenheit von Sauerstoff vergären sie nämlich die Glukose vollständig zu Milchsäure (Warburg-Effekt), während die Zellen normalerweise Glukose verbrennen. Durch die Milchsäure schützen sich die Krebszellen vor Angriffen des Immunsystems, außerdem schädigen sie damit benachbarte Zellen, gewinnen Raum und können wachsen.

Schulmedizinische Therapie: Neben der operativen Entfernung des Tumors und dem Einsatz von Chemo- oder Strahlentherapie wurden auch auf der Basis des Warburg-Effekts verschiedene Diäten entwickelt, um das übermäßige Wachstum der Tumorzellen zu reduzieren. Sie entsprechen der ketogenen Diät ▸ siehe Seite 20, das heißt, die Zufuhr von Kohlenhydraten wird stark eingeschränkt, dafür die Fettaufnahme massiv erhöht. Viele Beobachtungen belegen den günstigen Einfluss der ketogenen Ernährung auf das Tumorwachstum.

So hilft Kokosöl

Wie Sie auf Seite 21 gelesen haben, ist die ketogene Diät nicht für jeden tolerabel. Allerdings ist die Bereitstellung einer zu Kohlenhydraten alternativen Energiequelle mit Kokosöl möglich. Die durch Verdauung des Kokosöls entstehenden mittelkettigen Fettsäuren werden in der Leber zu Ketonen abgebaut und stehen dann den Zellen als Energielieferanten zur Verfügung. Krebszellen können daraus jedoch keine schützende Milchsäure gewinnen, wodurch das Tumorwachstum begrenzt wird. Dadurch gewinnen andere Mechanismen in der Tumorzellerkennung und -eliminierung Zeit, diese Zellen zu bekämpfen.

Inzwischen wird in vielen klinischen Untersuchungen die ketogene Ernährung auf ihre Wirksamkeit hinsichtlich der Verminderung des Tumorwachstums und der Metastasierung getestet. Bereits abgeschlossen sind Studien von Law et al. von der Universität Sains Malaysia aus dem Jahr 2014, bei denen Brustkrebspatientinnen, die sich einer Chemotherapie unterziehen mussten, zusätzlich Virgin Coconut Oil verabreicht bekamen. Im Vergleich zur Kontrollgruppe ohne Kokosölsupplementierung war ihre Lebensqualität erhöht, und die Nebenwirkungen der Chemotherapie wurden vermindert.

Bei Untersuchungen an Zellkulturen mit Darmkrebszellen, die 2013 von Fauser et al. von der Universität Adelaide, Australien, veröffentlicht wurden, konnte nachgewiesen werden, dass insbesondere die in Kokosöl reichlich enthaltene Laurinsäure in der Lage ist, Krebszellen in den programmierten Zelltod, die »Apoptose« zu treiben. Tumorzellen haben normalerweise den Mechanismus der Apoptose außer Kraft gesetzt, was für ihre Ausbreitung sorgt. Ein Wiederanschalten der Apoptose durch die Laurinsäure ist eine ideale Möglichkeit der Tumorbehandlung. Die Zukunft wird zeigen, ob Kokosöl als begleitende Ernährungsmaßnahme ein erfolgreicher Baustein in der Krebstherapie sein kann oder ob einer Ernährung mit viel Kokosöl sogar für die Krebsprävention eine wichtige Bedeutung zukommt.

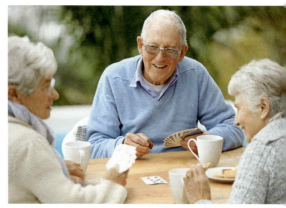

Demenzerkrankungen wie Alzheimer betreffen überwiegend ältere Menschen.

Neurologische Erkrankungen

In unserer zunehmend alternden Gesellschaft sind neurologische Erkrankungen, also Erkrankungen des Nervensystems (Zentralnervensystem mit Gehirn und Rückenmark sowie peripheres Nervensystem mit Muskeln), leider keine Seltenheit mehr.

Demenz und Alzheimer

Allgemeines: Altersdemenz und Alzheimer-Krankheit gehören zu den häufigsten neurologischen Erkrankungen mit massiver negativer Auswirkung auf die Betroffenen und Angehörigen. Die Vorbeugung von Demenzerkrankungen und die Behandlung von Frühformen sind deshalb zunehmend sehr wichtig.

Die Alzheimer-Krankheit ist eine komplexe Form der Demenz, die über viele Jahre verläuft. Als Ursache wird die Anhäufung bestimmter Proteine (Amyloide) entlang der Neuronen des Gehirns beschrieben. Diese Ablagerungen behindern die Nervenleitfähigkeit und führen langfristig zu Beeinträchtigungen der Hirnfunktion.

Allerdings ist der medizinischen Forschung der Nachweis, dass durch Verhindern oder Auflösen dieser Ablagerungen eine Vorbeugung oder Behandlung der Alzheimer-Krankheit möglich wäre, noch nicht gelungen. Deshalb nimmt man seit einiger Zeit an, dass die Fehlfunktion des Gehirns, die zur Demenz führt, auch eine andere Ursache haben könnte.

ENERGIE FÜR DAS GEHIRN

Generell werden in unserem Stoffwechsel Glukose und Fettsäuren zur intrazellulären Energiegewinnung genutzt. Das Gehirn verwendet aber üblicherweise nur Glukose als

Brennstoff. Die Fettsäuren kommen als Energieträger für die Nervenzellen nicht in Betracht, weil sie im Blut an Albumin (ein großes Protein) gebunden sind, das die Blut-Hirn-Schranke nicht passieren kann.

Damit die Glukose von den Zellen des Gehirns verwertet werden kann, ist auch hier das Hormon Insulin nötig. Insulin ermöglicht im Gehirn den intrazellulären Abbau von Glukose. Inzwischen weiß man, dass Insulin, das normalerweise in der Bauchspeicheldrüse hergestellt wird, sogar direkt im Gehirn produziert werden kann. Ebenso hat man aber auch festgestellt, dass diese Möglichkeit mit zunehmendem Alter nachlässt und dass dann die Energiegewinnung in den Zellen weniger effektiv abläuft. Eine ähnliche Insulinproblematik wie beim Diabetes liegt offensichtlich zumindest auch bei einem Teil der Alzheimer-Patienten zugrunde. Es fehlt Insulin im Gehirn beziehungsweise bestimmte Stellen auf den Gehirnzellen, die Insulinrezeptoren, reagieren nicht mehr ausreichend gut auf Insulin. Als Folge kommt es zu einem Energiedefizit in den Zellen. Seit einigen Jahren wird die Alzheimer-Krankheit deshalb auch von einigen Wissenschaftlern als Diabetes Typ 3 bezeichnet.

SO HILFT KOKOSÖL: ALTERNATIVE ENERGIFQUELLE FÜR DAS GEHIRN

Es gibt jedoch eine Möglichkeit, Nervenzellen mit einem alternativen Brennstoff zu versorgen. Wie beschrieben, funktionieren Fettsäuren in dieser Hinsicht nicht. Wenn sie jedoch zuvor in der Leber zu Ketonen umgebaut wurden, können sie ins Gehirn aufgenommen werden. Genauso wie bei einer ketogenen Diät wird dann das Gehirn wieder ausreichend mit Brennstoff versorgt. Wie unter anderem Cunnane et al. 2016 in einer Übersichtsarbeit in den renommierten »Annals of the New York Academy of Sciences« beschrieben hat, zeigten verschiedene Untersuchungen, dass eine ketogene Diät zu einer deutlichen Verbesserung der Symptome von Alzheimer-Patienten führte. Aber auch bei diesen Patienten ist es natürlich ganz wichtig, dass die Nahrung wirklich langfristig entsprechend viel Fett zuführt. Leider kein leichtes Unterfangen ▶ siehe Seite 21. Hier hilft Kokosöl. Damit im Blut eine ausreichend hohe Ketonkonzentration erreicht wird, um das Gehirn mit zusätzlicher Energie zu versorgen, sollten pro Tag mindestens 20 bis 30 Gramm Kokosöl konsumiert werden.

URSACHE OXIDATIVER STRESS

Neben einem Energiedefizit wird als weitere Ursache von Demenzerkrankungen erhöhter oxidativer Stress vermutet. Wie in verschiedenen Übersichtsarbeiten (etwa Virmani et al. in der Zeitschrift »Molecular Neurobiology« aus dem Jahr 2013) dargestellt wurde, zeigen viele Studien, dass eine an Antioxidanzien reiche Ernährung einen gewissen Schutzeffekt hat. Allerdings waren nicht einzelne Antioxidanzien wirksam, sondern die Kombination verschiedener nahrungsüblicher Radikalfänger.

Kokosöl enthält relativ viele antioxidativ wirksame Polyphenole, wie zum Beispiel Coumarin, Ferulasäure, Kaffeesäure und verschiedene Katechine. Obwohl die genauen Mechanismen noch nicht bekannt sind, wurde in verschiedenen experimentellen Untersuchungen bestätigt, dass die Ablagerungen, die zur Alzheimer-Krankheit führen können, durch diese Substanzen erheblich reduziert werden können. Da Polyphenole insbesondere in Virgin Coconut Oil enthalten sind und nur in deutlich geringerem Umfang in aus Kopra gewonnenem Kokosöl, sollte man unbedingt das kalt gepresste Kokosöl verwenden.

Epilepsie

Allgemeines: Unter Epilepsie versteht man eine Gruppe von neurologischen Erkrankungen, die durch Krampfanfälle unterschiedlicher Schwere und Dauer charakterisiert sind. Epilepsie betrifft etwa ein Prozent der Bevölkerung und nimmt bei fortgeschrittenem Alter zu. Die Ursache von epileptischen Anfällen ist eine übermäßige Nervenzellaktivität im Gehirn, entweder in spezifischen Regionen oder diffus über große Teile des Gehirns verteilt.

Schulmedizinische Therapie: Es werden krampfunterdrückende Medikamente eingesetzt. Trotz großer Fortschritte in der Be-

handlung treten aber immer noch bei rund 30 Prozent der Epilepsie-Patienten Krampfanfälle auf.

SO HILFT KOKOSÖL

Für diese Patienten hat die ketogene Ernährung ▸ **siehe Seite 20** eine große Bedeutung. Obwohl zuerst als Therapie für Kinder entwickelt, zeigte sich, dass sich auch bei Erwachsenen dadurch die Krampfanfälle deutlich reduzieren ließen. Und zwar nimmt die Häufigkeit von Krämpfen bei Kindern wie Erwachsenen um etwa die Hälfte ab. Durch den Einsatz von Kokosöl lässt sich die ketogene Ernährung wesentlich leichter einhalten und ist auch auf Dauer möglich.

Übergewicht

Allgemeines: Gegenwärtig ist Übergewicht eines der größten Gesundheitsprobleme weltweit. Viele sind der Ansicht, dass Übergewicht »nur« die Folge einer zu hohen Kalorienzufuhr ist. Diese Sichtweise ist jedoch in den vergangenen Jahren von Wissenschaftlern sehr stark in Zweifel gezogen worden. Es kommt nicht nur darauf an, wie viel man isst, sondern es spielt eine große Rolle, was man isst. Inzwischen weiß man, dass verschiedene Nahrungsmittel unseren Stoffwechsel und unsere Energieverwertung ganz unterschiedlich beeinflussen. Das heißt, dass sich eine bestimmte Nahrung langfristig auf die Entwicklung des Körpergewichts anders auswirkt als eine andere mit gleichem Kaloriengehalt. Der früher häufig postulierte Satz »Eine Kalorie ist eine Kalorie« stimmt somit also nicht.

So hilft Kokosöl

Geringere Kalorienzufuhr: Mittelkettige Fettsäuren haben einen geringeren physiologischen Brennwert als langkettige Fettsäuren. Dies liegt vor allem daran, dass die mittelkettigen Fettsäuren die Wärmeproduktion nach der Nahrungsaufnahme stärker ankurbeln als die langkettigen. Jeder hat schon bemerkt, dass es ihm nach dem Essen warm geworden ist. Generell führt jede Art der Kalorienzufuhr zu einer Wärmeproduktion im Körper. Diese »spezifisch dynamische Wirkung« der Nährstoffe wird durch Verdauungsprozesse und intrazelluläre Stoffwechselvorgänge hervorgerufen. Wenn man die Wärmeproduktion direkt misst, zeigt sich, dass bei gleicher Kalorienzufuhr mittelkettige Fette um bis zu fünf Prozent mehr Energie pro Tag herstellen. Diese Menge an Energie steht dann nicht mehr zur Speicherung in Form von Körperfett zur Verfügung. Diesen Effekt kann man sich beim Abnehmen zunutze machen. Wenn dann insgesamt weniger gegessen wird, unterstützt der Austausch von langkettigem Fett gegen Kokosfett die Gewichtsabnahme günstig.

In verschiedenen Untersuchungen ersetzten Probanden einen Teil ihrer Fettzufuhr durch Kokosöl. Als Ergebnis nahmen sie insgesamt

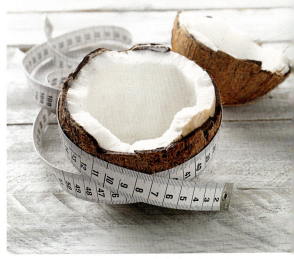

Kokosprodukte unterdrücken bei einer Diät das Hungergefühl und helfen so beim Abnehmen.

weniger Kalorien pro Tag zu sich. Wenn bereits zum Frühstück Kokosöl verzehrt wurde, war die Kalorienaufnahme beim Mittagessen signifikant geringer im Vergleich zum Verzehr eines gleichkalorischen Frühstücks ohne Kokosöl. Diese Studien wurden nur über relativ kurze Zeit ausgeführt, dennoch zeigte sich übereinstimmend die Tendenz, dass Kokosöl beim Abnehmen hilft.

Unterdrückung des Hungergefühls: Als ganz wesentlicher Faktor beeinflusst bei einer kalorienreduzierten Diät das Hungergefühl den Abnehmerfolg. Es bedarf großer psychischer Stabilität, den Hunger zu ignorieren. Sicher ist er auch der wichtigste Grund, warum es so schwer ist, eine kalorienreduzierte Diät langfristig einzuhalten. Mit Kokosöl lässt sich der Hungereffekt begrenzen. Die in Kokosöl enthaltenen mittelkettigen Fettsäuren werden einerseits schnell in die Zellen aufgenommen, andererseits in der Leber schnell zu Ketonen umgebaut und ans Blut abgegeben. Von dort werden sie rasch in die Gehirnzellen aufgenommen, ohne dass dazu ein Hormon notwendig ist, und können dann den Energiebedarf decken. Dadurch ist weniger Glukose nötig, der auf Seite 49 beschriebene Abfall des Blutzuckerspiegels findet verzögert statt – mit der Folge, dass das Hungergefühl später einsetzt. Möglicherweise wirken die Ketone auch direkt dämpfend auf das Zentrum der Hungerentstehung im Zentralnervensystem. Da die Ketone einen Teil der Energieversorgung der Zellen übernehmen, kommt es nicht zu einem intrazellulären Nährstoffdefizit, das heißt, man muss nicht so schnell wieder essen.

Abbau von Bauchfett: Von besonderer Bedeutung ist, dass sich die durch mittelkettige Fettsäuren induzierte Gewichtsabnahme nicht gleichmäßig über den Körper verteilt, sondern vor allem die Fettspeicher im Bauchbereich betrifft. Gerade das Bauchfett ist gesundheitlich am problematischsten, denn die Organe in der Bauchhöhle werden dann gleichsam in Fett gebadet. Da insbesondere bei Männern die Fettspeicher im Bauchbereich liegen, während sich bei Frauen das Fett eher überall im Unterhautgewebe verteilt, ist es auch nicht verwunderlich, dass Kokosöl insbesondere Männern zu einer Reduzierung des Bauchumfangs verhilft.

TIPP

ABNEHMEN MIT KOKOSÖL

In Ländern mit hohem Konsum von Kokosöl gibt es viel weniger übergewichtige Menschen als in Ländern, in denen Kokosöl nur wenig verwendet wird. Etwa 20 Minuten vor einer Mahlzeit eingenommen, vermindert Kokosöl den Appetit deutlich, sodass man weniger isst. Zudem nimmt man mit Kokosöl weniger Kalorien auf als mit anderem Fett.

Am besten ist es, vor jeder Mahlzeit ein bis zwei Esslöffel Kokosöl in heißem Wasser oder in Kräutertee einzurühren und zu trinken. Sie können Kokosöl auch in Kaffee lösen. Das Koffein im Kaffee ergänzt die Wirkung des Kokosöls. Der Stoffwechsel wird stimuliert und der Abnehmerfolg verbessert. Alternativ können Sie Kokosöl auch direkt vor dem Essen einnehmen und im Mund auflösen.

Die in Kokosöl enthaltenen Kalorien müssen Sie natürlich bei Ihren Berechnungen berücksichtigen.

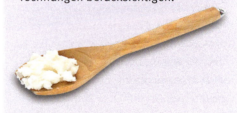

HUNGER – EIN ALARMZEICHEN

Hunger teilt uns mit, dass der Gehalt an schnell verwertbarer
Energie im Blut abnimmt und Nachschub nötig ist.

Der übliche Energielieferant für unsere Zellen ist Zucker (Glukose). Er stammt aus den Kohlenhydraten der Nahrung.

SO ENTSTEHT DER HUNGER ...

1. Nach jeder kohlenhydratreichen Mahlzeit wird der Zucker sehr schnell aus dem Darm ins Blut aufgenommen. Damit die Körperzellen die Glukose verwerten können, benötigen sie als »Türöffner« das Hormon Insulin. Bei erhöhter Blutzuckerkonzentration wird Insulin aus der Bauchspeicheldrüse freigesetzt und lagert sich an den Insulinrezeptoren auf den Zellen an. Als Folge öffnen sich Glukosekanäle in den Zellmembranen und die Glukose gelangt in die Zellen.

2. Wenn viel Glukose aus dem Darm ins Blut strömt, wird auch viel Insulin freigesetzt. Diese hohe Insulinkonzentration sorgt aber auch für ein schnelles Verschwinden der Glukose aus dem Blut. Unser Stoffwechsel verbrennt in dieser Phase praktisch ausschließlich Glukose, denn ein weiterer wichtiger Effekt von Insulin ist, dass es den Umsatz von Fett fast vollständig hemmt. Zusätzlich wird in der Leber ein Teil der Glukose gespeichert.

3. Versiegt der Nachstrom von Glukose aus dem Darm, ist immer noch genügend Insulin im Blut, um Glukose weiterhin in die Zellen zu pumpen. Dadurch sinkt der Blutzuckergehalt schnell ab. Das drohende Energiedefizit hat zur Folge, dass uns das Gehirn auffordert, rasch Kohlenhydrate zu essen, damit die Glukose aufgefüllt wird – wir bekommen Hunger.

Die Geschwindigkeit des Absinkens der Blutzuckerkonzentration ist einer der stärksten Auslöser des Hungergefühls. Erst nach einer gewissen zeitlichen Karenz, wenn das Insulin wieder aus dem Blut verschwunden ist, werden in unserem Stoffwechsel vorwiegend Fettsäuren verbrannt. Der Energiebedarf der Zellen ist gedeckt, und der Heißhunger verschwindet.

... UND SO WIRD ER UNTERDRÜCKT

Durch die Zufuhr von Kokosöl fällt das Energiedefizit aus, da die mittelkettigen Fettsäuren schnell in Energie umgesetzt werden können ▸ **siehe Seite 47**.

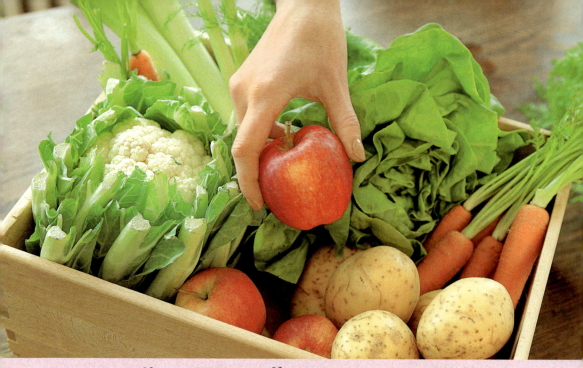

KOKOSÖL UND SÄURE-BASEN-HAUSHALT

Alle Flüssigkeiten im Körper enthalten Säuren und Basen. Wir führen sie dem Körper über die Nahrung und über Genussmittel zu, außerdem entstehen sie durch Stoffwechselvorgänge in den Zellen, aber auch durch Krankheiten oder Stress. Basen und Säuren sind wichtig, allerdings müssen sie im richtigen Verhältnis zueinander stehen. Unsere Ausleitungsorgane Haut, Nieren, Darm und Lunge sind deshalb unentwegt damit beschäftigt, das empfindliche Gleichgewicht zwischen Säuren und Basen aufrechtzuerhalten. Leider nehmen wir über unsere übliche Ernährung zu viele Säuren auf beziehungsweise Lebensmittel zu uns, die im Körper sauer verstoffwechselt werden. Für unsere Gesundheit ist es aber wichtig, langfristig auf einen ausgeglichenen Säure-Basen-Haushalt zu achten und genügend basische Lebensmittel zu essen.

Gestörter Säure-Basen-Haushalt

Der Körper ist am vitalsten und gesündesten, wenn er sich im neutralen bis schwach basischen Bereich befindet. Ausnahmen davon sind der Magen (Magensäure) und die Haut, die einen Säureschutzmantel ▸ siehe Seite 59 besitzt.

Ist die Säure-Basen-Balance gestört, spricht man von Übersäuerung. Die Symptome bleiben oft lange unbemerkt. Gelingt es dem Körper nicht, das Zuviel an Säure im Körper zum Beispiel durch basische Mineralsalze auszugleichen, können Stoffwechselabläufe gestört werden, der Austausch von wichtigen Nähr- und Wirkstoffen im Gewebe wird beeinträchtigt. Es kommt zu Fehlfunktionen: Sie fühlen sich müde oder angespannt und sind nur wenig belastbar. Fehlen dem Organismus auf Dauer die notwendigen Mineralsalze durch eine zu basenarme Ernährung, kann Säure im Bindegewebe eingelagert werden und die Funktion mindern. Eine chronische Übersäuerung kann die Entstehung und den Verlauf bestimmter stoffwechselbedingter Krankheiten fördern, etwa Osteoporose ▸ siehe Seite 54, chronische Rückenschmerzen, Fibromyalgie, rheumatische Beschwerden, Migräne, Gicht oder Nierensteine. Aber auch bei Neurodermitis, Magen-Darm-Erkrankungen, Herz-Kreislauf-Erkrankungen, Diabetes oder Krebs kann eine Übersäuerung beteiligt sein.

Wie Nahrungsmittel den Säure-Basen-Haushalt beeinflussen

Tierisches Eiweiß und Getreideprodukte belasten den Körper mit viel Säure. Frisches Gemüse und Obst hingegen liefern die nötigen basischen Mineralstoffverbindungen. Bei der Beurteilung, wie sich ein Lebensmittel auf den Säure-Basen-Haushalt auswirkt, lässt uns unser Geschmack leider im Stich. Zitronen schmecken zwar sauer, das liegt an den organischen Säuren, insbesondere der Zitronen- und Ascorbinsäure (Vitamin C), allerdings enthalten sie in weit größerer Menge Basen. Diese können wir allerdings nicht schmecken. Tatsächlich weisen die meisten sauer schmeckenden Lebensmittel sogar einen Basenüberschuss auf. Bei der Einteilung der Lebensmittel in sauer, neutral oder basisch gibt es in der Literatur viele

TIPP

SÄURE-BASEN-SELBSTTEST
Kneifen Sie mit zwei Fingern eine Hautfalte auf Ihrem Handrücken. Nach dem Loslassen sollte diese Falte schnell verschwinden. Ist sie nach drei Sekunden noch sichtbar, kann dies auf eine Übersäuerung hinweisen. Dann sollten Sie sich basenreicher ernähren mit viel Gemüse, Salat und Obst.

TIPP

SÄUREN BESSER AUSGLEICHEN

Um einen Säureüberschuss durch die Nahrung zu vermindern, wird oft empfohlen, weniger säuernde Lebensmittel zu verzehren, zum Beispiel auf Fleisch zu verzichten. Das ist allerdings nicht immer die beste Lösung, da die sauer wirkenden Proteine für unseren Körper wichtige Bausteine bereitstellen. Hinsichtlich des Säure-Basen-Haushalts kommt es vielmehr darauf an, dass Sie die mit dem Eiweiß zugeführte Säure – am besten in derselben Mahlzeit oder am selben Tag – mit genügend basenreichen Lebensmitteln wie Gemüse, Salat und Obst ausgleichen.

Widersprüche. Häufig wird nicht unterschieden, ob sich ein Lebensmittel sauer oder basisch auf den Stoffwechsel oder nur anregend auf die Säurebildung im Magen auswirkt. Doch die Magensäure spielt hinsichtlich der Säure-Basen-Balance im Körper keine Rolle, da bei ihrer Herstellung immer eine äquivalente Menge an Basen gebildet und ans Blut abgegeben wird. Gelangt die Magensäure anschließend in den Darm, wird sie mit den vorher abgegebenen Basen neutralisiert.

WAS BEDEUTET DER PRAL-WERT?

Insbesondere am Forschungsinstitut für Kinderernährung in Dortmund wurde auf Basis folgender Faktoren eine zuverlässige Beurteilung von Lebensmitteln entwickelt:

- Die Menge an schwefelhaltigen Aminosäuren in einem Lebensmittel.
- Die Menge an Basenbildnern (organische Anionen), die sich durch den Mineralstoffgehalt errechnen lässt.
- Die Resorptionsquote im Darm. Sie berücksichtigt, dass die verschiedenen Bestandteile unterschiedlich stark aufgenommen werden.

Anhand dieser Faktoren lässt sich der sogenannte PRAL-Wert berechnen. PRAL steht für »potential renal acid load« (= potenzielle Säurebelastung der Nieren). Der PRAL-Wert wird in der Maßeinheit Milliäquivalent (mÄq) angegeben. Ein mÄq Base (-1mÄq) kann dabei ein mÄq Säure (+1mÄq) ausgleichen. Auf Seite 121 finden Sie eine Internetadresse für eine PRAL-Tabelle. Reichlich basenliefernde Lebensmittel sind eine gute Vorsorge für Ihren Körper, den Einfluss säurelastiger Nahrung auszugleichen, denn schon ab dem 30. Lebensjahr nimmt die Fähigkeit der Nieren ab, einen Überschuss von Säure auszuscheiden.

Welchen Einfluss hat Kokos auf den Säure-Basen-Haushalt?

Kokosfleisch liefert insgesamt gesehen einen Basenüberschuss und ist damit ein ideales

Lebensmittel, um unseren üblichen Säureüberschuss in der Nahrung auszugleichen. Etwas anders ist die Situation bei Kokosöl. Die Fettsäuren aus Kokosöl werden in der Leber in Ketone umgewandelt und ans Blut abgegeben. Chemisch gesehen handelt es sich bei Ketonen um Säuren. Der Körper befindet sich deshalb in einer leichten »Ketose«, die den Säure-Basen-Haushalt geringfügig belastet. Dieses Problem lässt sich jedoch bei einer basenreichen Ernährung mit viel Gemüse und Obst kompensieren. Auch der Verzehr von Kokosfleisch trägt dazu bei.

Achtung bei Diabetes! Nicht so einfach ist dies bei Patienten mit schlecht eingestelltem Diabetes. Als Folge des Insulinmangels kann es bei ihnen zu einer schweren Stoffwechselentgleisung kommen. Der Körper versucht, den Insulinmangel durch Fettabbau zu kompensieren. Es werden massiv Fettsäuren freigesetzt und in Ketone umgebaut. Der Ketongehalt im Blut nimmt extrem zu. Diese »Ketoazidose« führt dazu, dass die Pufferfähigkeit des Blutes nicht mehr ausreicht und das Blut zu sauer wird. Dies kann zu einem lebensbedrohlichen Koma führen. Auch bei korrekt eingestellten Diabetikern werden nur geringe Mengen Ketone gebildet. Deshalb können auch sie unbesorgt Kokosöl verzehren und den günstigen Effekt der mittelkettigen Fettsäuren nutzen.

Fälschlicherweise wird auch heute noch in der Medizin oft die Befürchtung geäußert, dass allein der Verzehr von zu viel Fett oder

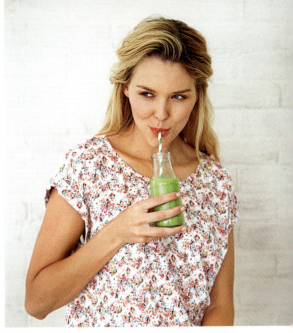

Ein Smoothie aus Gemüse, Obst und Kokosöl hilft, Säuren im Körper zu neutralisieren.

zu vielen mittelkettigen Fettsäuren eine derartige Azidose bei Gesunden verursachen könne. Auch wenn Sie sich fast ausschließlich von Kokosöl ernähren würden, könnten solche gefährlichen Blutketonkonzentrationen nicht erreicht werden. Dies kann nur geschehen, wenn gleichzeitig Insulinmangel besteht wie bei Diabetikern.

KOKOSÖL UND BASEN AM BESTEN KOMBINIEREN

Ein basisches Milieu durch hohe Basenzufuhr fördert die Darmgesundheit, stabilisiert das Immunsystem, vermindert die Ausbreitungsfähigkeit von Tumorzellen und hat sich als sehr hilfreich bei Schmerzproblemen, insbesondere bei chronischen Formen wie rheumatoide Arthritis, Rückenschmerzen oder Migräne herausgestellt.

Viele Untersuchungen zeigen, dass eine Basentherapie entweder durch Einhalten einer Basendiät oder mittels Einnahme von Basenpräparaten bei ähnlichen Gesundheitsproblemen wirksam ist wie Kokosöl. Viele Erkrankungen haben mehrere Ursachen. Eine einzelne Therapie wird oft nicht den gewünschten Erfolg bringen. Deshalb ist die Kombination unterschiedlicher therapeutischer Ansätze meist erfolgreicher. Da die Wirkmechanismen für Kokosöl und Basen unterschiedlich sind, kann man mindestens eine additive Wirkung annehmen, vielleicht verstärken sie sich auch. Grundsätzlich ergänzen sich die stoffwechselverbessernden Effekte der mittelkettigen Fettsäuren und die Vermeidung einer Übersäuerung durch genügend Basen auf ideale Art und Weise.

Osteoporose

Allgemeines: Eine enge Verbindung besteht zwischen Kokosöl, dem Säure-Basen Haushalt und dem Risiko von Osteoporose. Bei dieser Krankheit kommt es zum Verlust von Knochensubstanz, die das Knochenbruchrisiko wesentlich erhöht. Inzwischen hat man erkannt, dass eine chronische Übersäuerung durch eine säurelastige Ernährung das Risiko erheblich steigert. Ein Säureüberschuss wird durch Herauslösen von Mineralstoffen

aus dem Knochen kompensiert und gleichzeitig stimuliert eine geringfügig saurere Umgebung knochenabbauende Zellen.

Schulmedizinische Therapie: Oft versucht man, mit Kalziumpräparaten die Knochenmasse zu erhalten. Leider ist das nicht sehr erfolgreich, denn zuerst muss für ein weniger saures Umfeld am Knochen gesorgt werden, bevor Mineralstoffe, insbesondere Kalzium, aber auch Magnesium, wieder in den Knochen eingebaut werden können. Ausreichend viele Basen sind dafür essenziell.

So hilft Kokosöl

Die mittelkettigen Fettsäuren fördern die Aufnahme von Kalzium und Magnesium aus der Nahrung. Kokosöl enthält zudem Vorstufen von Steroidhormonen, die für den Erhalt der Knochenmasse sehr wichtig sind. Diese Sterole können in unserem Körper in Östrogene umgewandelt werden, die knochenbildende Mechanismen fördern.

Burnout und Chronisches Erschöpfungssyndrom

Allgemeines: Eine leider häufige Erscheinung unserer Zeit ist das Phänomen Burnout. Die davon Betroffenen leiden unter starker geistiger, körperlicher und seelischer Erschöpfung. Oft ist Burnout auch mit einer Depression verbunden. Berufliche oder anderweitige Überlastung ist die Ursache von mangelnder Stressbewältigung, die dazu

KOKOSÖL UND SÄURE-BASEN-HAUSHALT

führt, dass man sein Leben nicht mehr bewältigen kann. Aber nicht nur psychische, sondern auch überlastete physiologische Vorgänge tragen zu den Problemen bei. Insbesondere die Mechanismen, die das Stressgeschehen prägen, sind inzwischen recht gut bekannt. Die Freisetzung von Stresshormonen, vor allem Adrenalin, Noradrenalin und Cortisol, verändert den Stoffwechsel und macht uns für den Moment kampf- oder fluchtbereit. Dieser in der Evolution sinnvolle Mechanismus wird heute nicht mehr mit körperlicher Aktivität beantwortet, sondern häufig primär emotional ausgelebt. In der Folge kann das chronische Stressgeschehen zu Krankheiten beitragen. Aber nicht jeder mit hoher Stressbelastung entwickelt ein Burnout-Syndrom. Offensichtlich haben viele Menschen Möglichkeiten entwickelt, mit diesen Belastungen umzugehen oder sie nicht negativ auf sich wirken zu lassen. Dies ist vor allem durch Begrenzung der schädigenden Effekte möglich. Stresshormone werden trotz gleicher Belastung bei verschiedenen Individuen in unterschiedlichem Umfang freigesetzt oder wirken unterschiedlich stark. Auch hier ist das physiologische Umfeld wichtig. Zellen, die gut mit Energie versorgt sind, können Belastungen besser kompensieren.

Therapie: Die Ausprägung der Symptome ist individuell unterschiedlich und macht eine einheitliche Diagnose schwierig. Daher wird die Therapie an den Patienten angepasst.

So hilft Kokosöl

Mithilfe der mittelkettigen Fettsäuren aus Kokosöl tritt Burnout bei unvermeidbarer Belastung nicht so schnell auf. Die folgenden Mechanismen sorgen gleichsam für einen Schutzschirm, der das stressbedingte Risiko für Burnout vermindern kann.

Säure-Basen Haushalt: Ein übersäuerter Organismus setzt von vornherein mehr Stresshormone frei. Eine ausreichende Basenzufuhr vermindert damit die Stressbelastung. Die Kompensation der Übersäuerung ▸ siehe Seite 24 normalisiert die Elektrolytverteilung und erhält damit die Funktion von Neuronen. Untersuchungen von Jones et al. von der Newcastle Universität, England, von 2012 an Patienten mit Chronic Fatigue Syndrome zeigten, dass bei ihnen nach körperlicher Belastung die Fähigkeit, wieder einen normalen Säure-Basen-Status herzustellen, deutlich verlangsamt war.

Energiestoffwechsel: Im Bereich psychischer Belastungen ist besonders die Energieversorgung von Nervenzellen wichtig. Mithilfe von Ketonen ▸ siehe Seite 20 kann der Energiestoffwechsel stabilisiert werden.

Immunsystem: Das Stressgeschehen belastet zusätzlich das Immunsystem. Ist es durch ausreichend Kokosöl in der Nahrung von der Bekämpfung vieler Keime entlastet, kommt es im Stress nicht an seine Grenzen.

Oxidativer Stress: Er trägt zur Gesamtbelastung bei, wird aber durch die Antioxidanzien im Kokosöl begrenzt ▸ siehe Seite 24.

GESUND ALT WERDEN MIT KOKOSÖL

Gesund ein hohes Alter zu erreichen, ist heutzutage für viele Menschen möglich geworden. Allerdings muss man dazu ein paar Dinge beachten.

Die moderne Wissenschaft hat inzwischen viele Alterungsprozesse aufgeklärt, die mit einfachen Methoden oder Änderungen unserer Ernährungsweise begrenzt werden könnten. Doch die Anti-Aging-Forschung ist noch lange nicht am Ende. Es geht jedoch nicht nur darum, möglichst alt zu werden. Die große Kunst liegt darin, im Alter eine hohe Lebensqualität zu erhalten. Natürlich gibt es nicht die eine Wundersubstanz, die eine optimale Gesundheit bringt. Die Summe weniger – leicht umsetzbarer – Änderungen unserer Ernährungsgewohnheiten verspricht jedoch einen großen Effekt.

DIE ANTI-AGING-STRATEGIE

Vorbeugung von Krankheiten: Wesentlich ist die Vermeidung (Prävention) akuter und chronischer Erkrankungen. Jedoch reichen bei bereits bestehender Krankheit präventive Maßnahmen allein nicht aus. Die ärztliche Therapie ist gefordert. Kokosöl kann sein gesundheitliches Potenzial vor allem in der langfristigen Prävention entfalten.

Übersäuerung vermeiden: Alterungsprozesse betreffen oft den Stoffwechsel des Gehirns. Eine schleichende Insulinresistenz kann die Energieversorgung des Gehirns reduzieren. Kokosöl und die daraus hergestellten Ketone können dieses Energiedefizit kompensieren, die Funktion der Nervenzellen erhalten und die gefürchtete Altersdemenz verhindern. Allerdings gilt es, die potenziell ungünstigen – weil säuernden – Effekte des Kokosöls zu vermeiden. In den Tropen verwenden die Menschen nicht nur Kokosöl, sondern alle Teile der Kokosnuss. Das bedeutet, dass der leicht saure Effekt des Kokosöls durch den deutlich basischen Effekt des Kokosfleisches wieder kompensiert wird. Da der Verzehr von Kokosfleisch bei uns nicht so üblich ist, sollten andere Basenträger diese ausgleichende Rolle übernehmen, etwa ein hoher Anteil von Gemüse, Salat und Obst in der Nahrung. Oft essen wir jedoch zu wenig davon, meist konsumieren wir sauer wirkende Getreideprodukte zu unserem häufig hohen Fleischkonsum. Wollen oder können Sie nicht reichlich basenbildende Lebensmittel verzehren, ist eine Basenzufuhr mit entsprechenden Präparaten sinnvoll. Achten Sie bei Basenpräparaten da-

KOKOSÖL UND SÄURE-BASEN-HAUSHALT

rauf, dass die basischen Mineralstoffe als Zitratsalze enthalten sind (zum Beispiel Basica®). Diese Salze entsprechen denen, die wir auch mit basischen Lebensmitteln zu uns nehmen würden. Sie können vom Körper effektiv verwertet werden.

Versorgung mit Coenzym Q_{10}: Damit die mittelkettigen Fettsäuren und Ketone aus dem Kokosöl in den Zellen adäquat verarbeitet werden können, brauchen wir unbedingt ausreichend Q_{10} ▶ siehe Seite 22. Auch eine gesunde Ernährung reicht hinsichtlich der Q_{10}-Versorgung oft nicht aus, da unsere Lebensmittel zu wenig davon enthalten. Eine optimale Zufuhr ist dann nur mit entsprechenden Präparaten möglich. Ab einem Alter von etwa 50 bis 60 Jahren, bei chronischen Krankheiten auch schon eher, sollten Sie deshalb Q_{10} zusätzlich einnehmen. Eine tägliche Menge von 50 bis 100 Milligramm Q_{10} sorgt für einen gut funktionierenden Zellstoffwechsel. Wasserlösliche Q_{10}-Präparate wie zum Beispiel das Q_{10}-Zellgranulat der Firma Uniq10ue® sind besonders gut geeignet, da aus ihnen das Q_{10} gut verwertet werden kann.

Zusätzlich unterstützen Sie mit Q_{10} die antioxidative Wirkung von Kokosprodukten sowie von Gemüse, Salat und Obst, weil Q_{10} auch ein hochwirksames Antioxidans ist. Räumlich befindet es sich in der Zelle zudem exakt dort, wo die schädlichen freien Radikale entstehen, und kann für eine umgehende Entgiftung sorgen.

Hinweis: Nehmen Sie die genannten Präparate nach Packungsbeilage ein.

DIE KBQ-FORMEL

Zusammengefasst ergeben die genannten Bausteine die KBQ-Formel: K steht für Kokosöl, B für Basen und Q für Coenzym Q_{10}.

- Verwenden Sie täglich Kokosöl in einer Menge von 20 bis 30 Gramm.
- Vermeiden Sie durch basenreiche Ernährung eine Säurebelastung oder ergänzen Sie mit Basenpräparaten.
- Optimieren Sie Ihren Stoffwechsel mit Coenzym Q_{10}.

Wenn Sie regelmäßig diese drei Aspekte beachten, erreichen Sie einen großen positiven Effekt für Ihre Gesundheit und Ihr Alter.

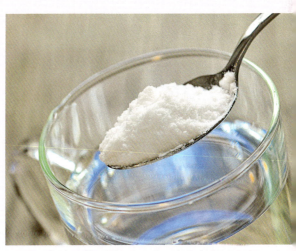

Basen, ob über die Nahrung oder als Pulver, sind positiv für die Gesundheit auch im Alter.

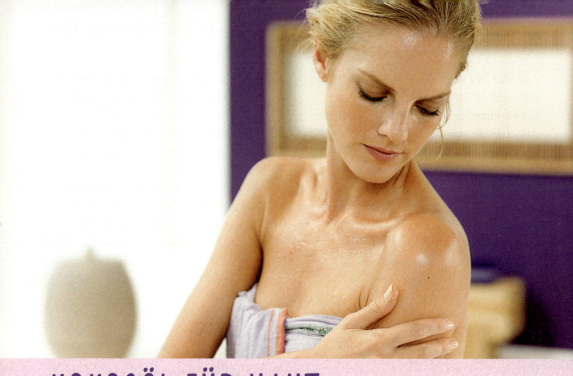

KOKOSÖL FÜR HAUT, HAARE UND ZÄHNE

Kokosöl ist ein exzellentes Massageöl. Zusätzlich wirkt es als effektiver Feuchtigkeitsspender für alle Hauttypen. Da Kokosöl keine Allergien hervorruft und extrem gut verträglich ist, kann es insbesondere bei empfindlicher und trockener Haut sehr gut verwendet werden. Seit Langem wird Kokosöl in den Tropen deshalb als Mittel zur Hautpflege, aber auch zur Behandlung von Hauterkrankungen eingesetzt.

Kokosöl bei Erkrankungen der Haut

Die Haut bildet eine Schranke zwischen Umwelt und Körperinnerem. Das heißt, sie verhindert ein Eindringen von krank machenden Mikroorganismen in den Körper. Auch für andere schädigende Einflüsse wie Umweltgifte oder UV-Strahlen stellt sie eine Barriere dar.

Auf der Haut jedes Menschen lebt ein Millionenheer an Mikroorganismen, die sogenannte Hautflora. Der überwiegende Teil davon ist harmlos und hilft uns im Kampf gegen schädigende Keime. Indem diese Mikroorganismen, meist Bakterien, zum Beispiel den Glyzerinanteil des in den Talgdrüsen der Haut produzierten Talgs verzehren und die Fettsäuren übrig bleiben, ist die Haut stets von einem sauren Film umgeben, dem Säureschutzmantel. Er verhindert das Eindringen vieler krank machender Bakterien, aber auch anderer Keime. Dazu gehören neben den Bakterien vor allem Hefepilze (*Candida*). Tragen wir auf unsere Haut Kokosöl auf, setzen die Mikroorganismen der Hautflora aus den mittelkettigen Fettsäuren insbesondere die antibakteriell wirkende Laurinsäure frei. Die Laurinsäure kann dann direkt in der Haut ihre antimikrobielle Wirkung entfalten.

Hinweis: Ob innerlich oder äußerlich, es wird das gleiche Kokosöl eingesetzt.

Neurodermitis

Allgemeines: Neurodermitis, heute atopische Dermatitis genannt, ist eine entzündliche, jedoch nicht ansteckende Hautkrankheit. Als Ursache wird eine überschießende Reaktion des Immunsystems angenommen. Bei der Neurodermitis ist die Barrierefunktion der Haut gestört. Etwa zehn Prozent der Kinder bei uns sind von dieser Hautkrankheit betroffen. Sie äußert sich durch starken Juckreiz und Hautausschläge (Ekzeme), die in Schüben auftreten. Dazwischen liegen mehr oder weniger lange symptomlose Phasen. Auch wenn mit zunehmendem Alter die Symptome geringer werden und nur noch ein bis zwei Prozent der Erwachsenen betroffen sind, ist eine erfolgreiche Behandlung für viele Menschen von großer Bedeutung. Denn meist leiden sie auch später noch an juckender, trockener Haut.

Schulmedizinische Therapie: Medikamentös werden teer- oder harnstoffhaltige Präparate eingesetzt, die die gereizte und juckende Haut pflegen und die Symptome lindern. Bei einem Schub werden meist Corticosteroide, etwa Kortisonsalben, verabreicht, um die Entzündungen und den Juckreiz zu mindern.

TIPP

FUSSPILZ

Beim Eincremen der Haut mit Kokosöl wird vor allem die antimikrobielle Laurinsäure freigesetzt. Dies können Sie sich zunutze machen, wenn Sie unter Fußpilz leiden. Reiben Sie mehrmals täglich Ihre Füße vor allem zwischen den Zehen mit Kokosöl ein. Dies ist nicht nur eine gute Behandlung von Fußpilz, sondern dient auch der Vorbeugung.

Zusätzlich müssen alle Auslöser für Schübe vermieden werden. Das können Lebensmittel sein wie zum Beispiel Milchprodukte, Soja oder Weizen, aber auch Pollen oder andere Allergene.

SO HILFT KOKOSÖL

Besonders wichtig ist es, das Austrocknen der Haut zu verhindern, denn trockene Haut ist anfällig für äußere Einflüsse jeglicher Art. Kokosöl ist für diese Patientengruppe von nicht zu unterschätzender Wirksamkeit. Es kann sowohl von innen die Hautfunktion unterstützen als auch von außen die häufigen Entzündungen und Hautverletzungen lindern. Das Einbeziehen von Kokosöl in den täglichen Speiseplan sorgt für eine gute Versorgung der Haut mit den wichtigen Fettsäuren, die die Zellfunktion der Hautzellen unterstützen. Das regelmäßige Auftragen von Kokosöl auf die Haut sättigt die Membranen der Hautzellen mit den Fetten, die aufgrund ihrer mittelkettigen Fettsäuren geschmeidig sind, und beugt Infektionen insbesondere durch die antibakterielle Wirkung der Capryl-, Caprin- und Laurinsäure vor. Darüber hinaus wirken die in Kokosöl enthaltenen Vitamine E und K stabilisierend auf die Haut. Ein weiterer wichtiger Faktor, der zur positiven Wirkung des Kokosöls beiträgt, ist der Gehalt von Antioxidanzien. Ein übermäßiger oxidativer Stress ▸ **siehe Seite 24 f.** kann auch die Haut erheblich belasten und zu den Ekzemen beitragen.

Anwendung: Kokosöl kann mehrmals täglich großflächig auf die Haut aufgetragen werden – auch parallel zur schulmedizinischen Therapie. Hierbei ist es allerdings besonders wichtig, das raffinierte Kokosöl ▸ **siehe Seite 14** zu meiden und nur Virgin Coconut Oil zu verwenden. Beim Raffinieren entstehen Umbauprodukte und werden Hilfsstoffe zur Haltbarmachung verwendet, die ihrerseits die bereits geschädigte Haut zusätzlich belasten können. Nicht zuletzt ist Kokosöl im Vergleich zu vielen anderen

INFO

SCHUPPENFLECHTE

Auch Patienten mit Schuppenflechte profitieren von Kokosöl. Leider ist die Ursache der Psoriasis noch nicht abschließend geklärt. Deshalb ist eine Behandlung dieser schwerwiegenden Schädigung des Immunsystems, insbesondere in der Haut, noch nicht verfügbar. Eine Vielzahl von positiven Berichten von Patienten, die Kokosöl zur Behandlung ihrer Psoriasisprobleme verwendeten, zeigt jedoch, dass man auf jeden Fall die Therapie mit Kokosöl versuchen sollte. Nehmen Sie pro Tag 20 bis 30 Gramm Kokosöl ein. Außerdem sollten Sie sich täglich mit Kokosöl eincremen.

KOKOSÖL FÜR HAUT, HAARE UND ZÄHNE

INFO

SCHUTZ VOR INSEKTEN

Eine insbesondere in den Tropen genutzte Eigenschaft von Kokosöl ist die Fähigkeit, Mücken und Zecken abzuhalten. Diese Repellent-Funktion beruht auf dem Gehalt von Laurinsäure im Kokosöl. In natürlichem Kokosöl ist diese die am häufigsten vorkommende Säure und wird auf der Haut nach Spaltung der Triglyzeride freigesetzt. Das Eincremen mit Kokosöl ist deshalb ein lang anhaltender Schutz, da Laurinsäure immer wieder neu freigesetzt wird.

Produkten, die zur Hautpflege bei diesen Patienten zur Anwendung kommen, eine auch finanziell günstige Alternative.

Akne

Allgemeines: Viele Jugendliche müssen sich mit dem Problem der Akne herumschlagen. Das ist eine Erkrankung der Talgdrüsen und Haarwurzeln, die mit Knötchen, Mitessern, Pickeln und Papeln insbesondere im Gesicht und auf dem Rücken einhergeht. Als Ursache der Akne wird eine Überproduktion von Androgenen angesehen. Diese männlichen Sexualhormone regen die Talgbildung in den Talgdrüsen der Haut an. Wird zu viel

davon produziert, können sich die Hautporen verschließen, darin befindliche Bakterien können eine Infektion verursachen, die an den Papeln und Pusteln erkennbar ist. Meist verschwinden die Symptome nach dem 20. Lebensjahr wieder.

Schulmedizinische Therapie: Sie ist nur in schweren Fällen notwendig. Meistens handelt es sich um eine äußerliche Behandlung. Zur Hautreinigung werden milde Waschemulsionen oder antibakterielle Reinigungslösungen eingesetzt. Mithilfe von Vitamin-A-Säure-Präparaten soll die Bildung von Mitessern verhindert werden. Gegen Entzündungen werden antibiotische Salben und andere Wirkstoffe verabreicht. Bei einem schlimmeren Ausmaß können auch Antibiotika innerlich verabreicht werden.

SO HILFT KOKOSÖL

Die im Kokosöl enthaltene Laurinsäure ist in der Lage, Aknebakterien abzutöten. Dabei hat Kokosöl keine schädigenden Nebenwirkungen, die oft den Einsatz anderer Mittel gegen Akne begrenzen.

Bei schwerer Akne kann Kokosöl der Narbenbildung vorbeugen und bereits bestehende Narben reduzieren. Die vielfältigen positiven Effekte von Kokosöl verbessern die allgemeine Hautfunktion erheblich und beugen so weiteren Hautinfektionen vor.

Anwendung: Kokosöl sollte mindestens einmal täglich auf die Haut aufgetragen werden. Bei stark betroffenen Partien ist es sinnvoll, die Haut mehrmals täglich mit Kokosöl einzureiben. Zu Beginn der Behandlung mit Kokosöl kann es zu einer leichten Verschlechterung der Akne kommen, da Unreinheiten aus der Haut freigesetzt werden. Nach ein bis zwei Wochen wird allerdings der positive Effekt des Kokosöls auf die Haut erkennbar.

Zusätzlich zur äußerlichen Anwendung ist auch bei Akne zu empfehlen, Kokosöl innerlich anzuwenden. 20 bis 30 Gramm in der täglichen Nahrung sorgen für eine Stabilisierung des Immunsystems.

Zahnfleischerkrankungen

Allgemeines: Dazu gehören vor allem mikrobiell ausgelöste Entzündungen des Zahnfleisches (Parodontitis). Sie gehen mit blutendem und gerötetem Zahnfleisch und Zahnstein einher, mit der Zeit bilden sich Zahntaschen, auch Mundgeruch ist häufig. Im fortgeschrittenen Verlauf können die Zähne locker werden und ausfallen.

Die Zahngesundheit hat einen wesentlichen Einfluss auf unsere allgemeine Gesundheit. Das ist vielen nicht bekannt. Chronische Infektionen im Zahnbereich wirken sich oft an anderen Orten im Körper aus. Schon lange weiß man, dass entzündete Zähne und Zahnwurzeln auch verantwortlich für Beschwerden zum Beispiel am Herzen sein können. Die Bakterien, die die Zahnprobleme verursachen, können mit dem Blut im Körper verteilt werden, sich eventuell sogar an Herzklappen festsetzen und in entsprechend vorgeschädigten Bereichen schwere Infektionen verursachen. Schon seit Langem werden deshalb Infektionsherde im Zahnbereich behandelt, wenn anderswo im Körper Krankheitsbeschwerden auftreten.

Schulmedizinische Therapie: Die »Zahnsanierung« war und ist eine gängige Methode in der ganzheitlichen Medizin. Dabei werden unter anderem verborgene Entzündungsherde von unvollständig behandelten Zähnen oder Zahnwurzeln entfernt. Die moderne Antibiotikatherapie hat diese Methoden allerdings bei vielen Zahnärzten in den Hintergrund treten lassen. Oft ist die Behandlung mit Antibiotika aber nicht erfolgreich und die Effekte der chronischen Infektion auf andere Organe bleiben bestehen. Ist ein Zahn nicht mehr zu retten, wird er gezogen.

Zusätzlich ist eine regelmäßige Reinigung der Zähne wichtig, um durch Zähneputzen, mittels Zahnseide und Interdentalbürstchen die bakterielle Belastung im Zahnbereich zu verringern.

So hilft Kokosöl

Kokosöl bietet eine hervorragende Möglichkeit, Zahnfleischerkrankungen zu behandeln und ihnen vorzubeugen. Die antimikrobiellen Eigenschaften der mittelkettigen Fettsäuren und besonders von Monolaurat kommen schon im Mund zum Tragen, da

ÖLZIEHEN MIT KOKOSÖL

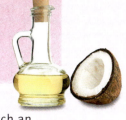

Das »Ölziehen« ist sehr gut geeignet, um auch an schwer zugängliche Stellen der Zahnzwischenräume zu gelangen und dort Keime zu beseitigen.

Mithilfe des Ölziehens gelingt es, die Bakterien im Mundraum erheblich zu reduzieren. Bakterien, die entfernt werden, können keine Schäden mehr anrichten. Das Fett löst beim Ölziehen auch Bakterien aus Bereichen, die mit der Zahnbürste oder anderen Geräten nicht erreicht werden.

VORTEILE VON KOKOSÖL

Rein physikalisch ist jedes Öl in der Lage, den Bakterienbelag der Zähne zu entfernen. Kokosöl ist jedoch wesentlich wirksamer. Die fettspaltenden Enzyme des Speichels setzen die hochwirksamen mittelkettigen Fettsäuren frei. Diese Fettsäuren sind wasserlöslich und können dann im Mund Bakterien aktiv abtöten – ein Effekt, den andere Fettsäuren praktisch nicht besitzen. Zudem gelangen die mittelkettigen Fettsäuren viel leichter in die Zellen der Mundschleimhaut und können auch dort ihre antibakterielle Wirkung entfalten. Kokosöl bessert zudem den Atem, da Mundgeruch oft durch Keime der Mundschleimhaut und durch Zungenbelag verursacht wird.

SO GEHEN SIE VOR

Idealerweise sollten Sie das Ölziehen täglich gleich nach dem Aufstehen mindestens 10 bis idealerweise 20 Minuten durchführen. Dabei lassen Sie einen Teelöffel Kokosöl langsam im Mund zergehen und ziehen das Öl dann durch die Zahnzwischenräume. Die fettspaltenden Enzyme benötigen etwas Zeit, um die volle Wirksamkeit des Kokosöls herzustellen. Erwarten Sie keine Wunder innerhalb weniger Tage. Zu Beginn kann es sogar zu einer »Erstverschlechterung« kommen. Das Öl setzt versteckte Keime frei, dadurch sind sie dem Immunsystem zugänglich. Die Immunreaktion kann dann zu unspezifischen Symptomen einer leichten Infektion im ganzen Körper führen. Nach wenigen Tagen verschwinden die Symptome allerdings wieder.

Wichtig: Schlucken Sie nach dem Ölziehen die Speichel-Öl-Mischung nicht. Sie wollen die Keime ja entfernen. Spucken Sie das Öl in die Toilette, besser noch in den Abfalleimer. Der Abfluss im Waschbecken wird durch das erstarrende Öl verstopft.

INFO

KOKOSÖL HILFT AUCH HAUSTIEREN

Auch Haustiere wie Hunde oder Katzen profitieren vom Kokosöl. Man kann es ins Futter einrühren und damit Hautproblemen innerlich vorbeugen oder die Heilung unterstützen. Äußerlich angewendet, schützt Kokosöl vor Parasiten und Zecken. Geben Sie einfach eine kleine Menge Kokosöl auf das Fell Ihres Tieres und massieren Sie es leicht ein.

diese Fettsäuren von den fettspaltenden Enzymen des Speichels bereits im Mundraum freigesetzt werden.

Zusätzlich helfen die Antioxidanzien in Kokosprodukten, die Zähne und den Zahnhalteapparat gesund zu erhalten. Die antioxidativen Substanzen im Kokosöl bleichen zudem die Zähne biologisch, indem sie die Zahnverunreinigungen entfernen.

Anwendung: Bei Zahnfleischbeschwerden ist das Ölziehen ▸ siehe Seite 63 besonders gut geeignet.

Wenn Sie das Ölziehen regelmäßig durchführen, werden Sie feststellen, dass sich unspezifische gesundheitliche Probleme, die durch eine allgemeine Belastung des Immunsystems hervorgerufen wurden, reduzieren lassen.

Kosmetik mit Kokosöl

Die Haut ist von vielen Keimen besiedelt, die dort Infektionen und Schäden verursachen. Mithilfe von Kokosöl in der täglichen Hautpflege – äußerlich angewendet – können Sie solchen Beschwerden vorbeugen. Viele kosmetische Präparate enthalten als Fettsäurebestandteil Monolaurat, das einerseits die Haut pflegt und vor pathogenen Keimen schützt und gleichzeitig auch noch die Haltbarkeit der Produkte verlängert. Die besondere Fettsäurezusammensetzung des Kokosöls gewährleistet ein schnelles Eindringen des Öls in die oberen Hautschichten. Neben dem angenehmen Effekt der Verminderung von Faltenbildung und Hautalterung durch die im Kokosöl enthaltenen Antioxidanzien wirken die leicht resorbierbaren mittelkettigen Fettsäuren antiseptisch und vermindern die Entzündung von bereits geschädigten Hautarealen.

Hautpflege

Verwenden Sie Virgin Coconut Oil nach dem Duschen oder Baden zum Einreiben der Haut. Das Öl zieht schnell ein und schützt und pflegt. Im Gesicht kann Kokosöl als sanftes Peeling verwendet werden. Auch Make-up lässt sich mit Kokosöl entfernen. Aufgrund dieser vielfältigen Wirkungen ist Kokosöl Bestandteil von vielen kosmetischen und hauttherapeutischen Produkten. Auf den Seiten 66 und 67 finden Sie Rezep-

KOKOSÖL FÜR HAUT, HAARE UND ZÄHNE

te, mit denen Sie Ihre eigenen Kosmetikprodukte auf Kokosölbasis herstellen können.

Haarpflege

In den Tropen gilt Kokosöl als wichtigstes Haarpflegemittel. Es pflegt und nährt sowohl die Kopfhaut als auch die Haare. Die regelmäßige Verwendung gibt dem Haar einen besonderen Glanz, beugt Schuppen vor und verhindert sogar das Einnisten von Kopfläusen. Die von vielem Waschen belastete Kopfhaut lässt sich bei einem langen entspannenden Bad mit Kokosöl regenerieren. Massieren Sie zu Beginn des Bades Kokosöl in Ihre Haare ein und lassen Sie es ausgiebig einwirken. Am Ende des Bades waschen Sie es kurz aus. Wenn Sie das alle paar Tage wiederholen, werden Sie in wenigen Wochen eine deutlich verbesserte Haarstruktur haben, Schuppen verschwinden. Sie können geringe Mengen Kokosöl auch nach jeder Haarwäsche auf das Haar auftragen und als Haargel verwenden.

Sonnenschutz

Kokosöl ist ein wirksames Sonnenschutzmittel. Trotz intensiver Sonneneinstrahlung haben Bewohner der Tropen selten Hautkrebs. Für diesen Schutz ist nicht nur die starke Pigmentierung der Haut verantwortlich. Auch Menschen mit hellerer Hautfarbe, etwa die Bewohner Polynesiens, genießen diesen Schutz. Das häufige Einreiben mit Kokosöl gehört dort zur üblichen Hautpflege. Mittlerweile weiß man, dass ein malig auf die Haut aufgetragenes Kokosöl etwa 20 Prozent der schädlichen UV-B-Strahlung blockiert. Saraf und Kaur vom Pharmazeutischen Institut der Universität von Raipur, Indien, publizierten 2010 den Sonnenschutzfaktor von Kokosöl mit 7. Auch in Mitteleuropa kann Kokosöl an vielen Tagen des Jahres als Basis-Sonnenschutz dienen. Ein zusätzliches Eincremen mit Sonnenschutzmitteln ist dann allerdings nicht mehr notwendig.

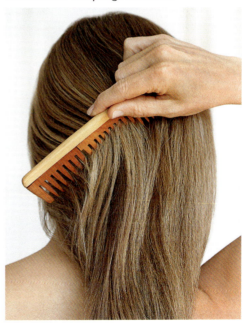

Kokosöl in das Haar einmassiert, verbessert die Haarstruktur und pflegt die Haare.

KOSMETIKREZEPTE MIT KOKOS

Diese fünf Rezepte auf Kokosölbasis sind eine natürliche Alternative zu den mit meist künstlichen Inhaltsstoffen versehenen Pflegeprodukten aus der Drogerie. Sie halten sich mehrere Monate, die Anti-Pickel-Salbe bis zu einem Jahr.

KOKOSÖL-ZAHNPASTA

5 EL Kokosöl | 3 EL Natron | 2 Tropfen Stevia-Extrakt | 2 Tropfen Minzöl

1 Das Kokosöl im Wasserbad schmelzen lassen und die restlichen Zutaten gut unterrühren.
2 Die Paste in ein kleines Schraubglas füllen und bei Zimmertemperatur lagern (2 Monate).

Das Kokosöl wirkt antibakteriell, das Natron entfernt als mildes Schleifmittel Zahnbelag und hellt die Zähne etwas auf. Stevia verleiht der Zahnpasta einen angenehm süßlichen Geschmack, ohne Karies zu verursachen. Das Minzöl sorgt für frischen Atem.

KOKOSÖL-PEELING

200 g Kokosöl | 100 g brauner Zucker | 50 g Honig | 5 Tropfen Lavendelöl

1 Das Kokosöl bei Zimmertemperatur mit den anderen Zutaten mit den Händen verkneten.

2 Das Peeling am besten sofort unter der Dusche auf die Haut auftragen und sanft einmassieren. Mit lauwarmem Wasser abwaschen.

Kokosöl pflegt die Haut und spendet ihr Feuchtigkeit. Der Zucker ist gut geeignet, um die Durchblutung anzuregen und abgestorbene Hautschüppchen zu entfernen. Dabei ist er besonders bei empfindlicher Haut empfehlenswert, da die Kristalle nicht so scharf sind wie die von Salz. Honig spendet ebenfalls Feuchtigkeit.

KÖRPERBUTTER

60 g Kokosöl | 60 g Kakaobutter | 30 ml Avocadoöl | 10 Tropfen Orangenöl

1 Das Kokosöl, die Kakaobutter und das Avocadoöl zusammen im Wasserbad schmelzen lassen und miteinander vermengen. Das Orangenöl untermischen.
2 Die Mischung in ein hohes Gefäß (zum Beispiel einen Rührbecher) füllen und etwa 40 Minuten in den Kühlschrank stellen.

KOKOSÖL FÜR HAUT, HAARE UND ZÄHNE

3 Sobald das Fett anfängt, wieder fest zu werden, die Masse mit einem Handrührgerät etwa drei bis fünf Minuten aufschlagen, bis sie die Konsistenz von geschlagener Sahne erreicht.
4 Die Körperbutter in ein Schraubglas füllen und bei Raumtemperatur lagern (4 Monate).

Kokosöl, Kakaobutter und Avocadoöl vereinen die wirksamsten pflegenden Eigenschaften für trockene und spröde Haut: Sie spenden Feuchtigkeit, wirken hautberuhigend, verleihen ein geschmeidiges Hautgefühl und schützen lang anhaltend vor Wasserverlust.

KOKOSÖL-HAARMASKE

2 TL Kokosöl | 2 EL Olivenöl | 1 Ei | 1 TL Honig

1 Das Kokosöl im Wasserbad schmelzen lassen und mit den restlichen Zutaten verquirlen, bis eine homogene Masse entsteht.
2 Die Mischung sofort auf das feuchte Haar auftragen und mindestens 15 Minuten einwirken lassen. Danach mit lauwarmem Wasser und einem milden Shampoo gründlich auswaschen.

Das Kokosöl regeneriert trockene und spröde Haare und legt sich wie ein Film um jedes einzelne Haar. Olivenöl pflegt die Haare und die Kopfhaut und spendet Feuchtigkeit. Die Proteine aus dem Ei verhelfen stumpfen Haaren zu Glanz. Zahlreiche Nährstoffe im Honig pflegen das strapazierte Haar wieder gesund.

ANTI-PICKEL-SALBE

3 EL Kokosöl | 7 Tropfen Teebaumöl

1 Das Kokosöl im Wasserbad schmelzen lassen und das Teebaumöl gut untermischen.
2 Die Mischung in ein kleines Schraubglas füllen, fest werden lassen. Im Kühlschrank lagern.
3 Die Salbe nach der Gesichtsreinigung mit sauberen Fingern punktuell auf die betroffenen Stellen auftragen und über Nacht einwirken lassen. Hände waschen!

Kokosöl wirkt antibakteriell und entzündungshemmend, Teebaumöl desinfiziert und hemmt das Wachstum von Bakterien. Außerdem trocknet es die betroffenen fettigen Hautstellen aus.

Kokosöl kombiniert mit Teebaumöl ist ein wirkungsvolles Mittel gegen Pickel.

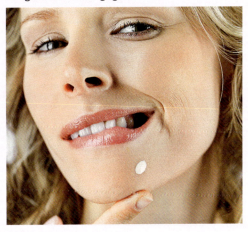

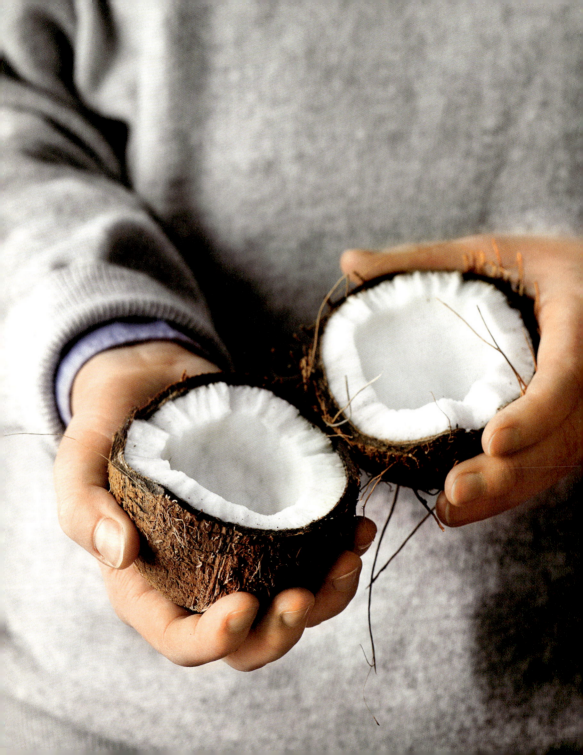

GESUND KOCHEN MIT KOKOSNUSS

UM DEN GESUNDHEITLICHEN ASPEKT DER KOKOSNUSS VOLL AUSZUSCHÖPFEN, MÜSSEN SIE KEINE »BITTEREN KOKOSPILLEN« SCHLUCKEN. ES REICHT AUS, KOKOSPRODUKTE IN IHREN TÄGLICHEN SPEISEPLAN ZU INTEGRIEREN.

Köstliche Rezepte mit Kokos **70**

Gut gestärkt den Tag beginnen **74**

Leckere Snacks, Suppen und Salate **80**

Fleisch, Fisch, Gemüse und Pasta **94**

Desserts und Gebäck für Naschkatzen **114**

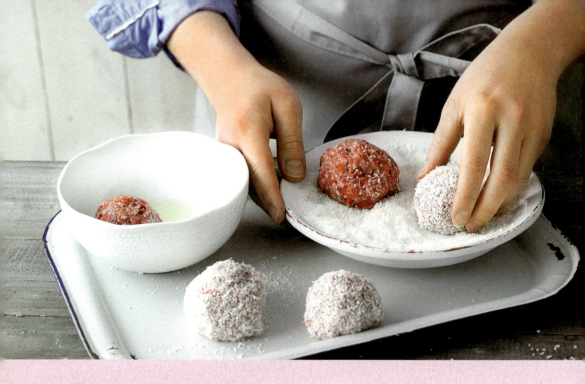

KÖSTLICHE REZEPTE MIT KOKOS

Kokos lässt sich einfach und unkompliziert in der Küche verarbeiten, denn mittlerweile werden im Handel zahlreiche gebrauchsfertige Kokosprodukte angeboten, die sich sowohl in herzhaften als auch süßen Speisen verwenden lassen, wie die Rezepte ab Seite 75 beweisen. Kokosprodukte (außer der Kokosblütenzucker) sind optimal für eine ketogene Diät geeignet, da sie kaum Kohlenhydrate und dafür viele Fette enthalten.

Kokos in der Küche

Kokos gibt es als frische Nuss und in den verschiedensten Darreichungsformen ▶ **siehe Seite 71** im gut sortierten Lebensmittelhandel zu kaufen.
Eine frische Kokosnuss erkennen Sie am gluckernden Geräusch des Kokoswassers, wenn Sie die Nuss schütteln. Hören Sie nichts, dann ist die Nuss alt.

KÖSTLICHE REZEPTE MIT KOKOS

Die Kokosnuss öffnen

Haben Sie eine ganze Kokosnuss erworben, ist etwas Geschick und Kraft nötig, um sie zu öffnen. Als Erstes bohren Sie mit einem Schraubenzieher in zwei der drei Augen in der Schale ein Loch, bis sie komplett durchstoßen sind. Nun gießen Sie das Kokoswasser durch eines der Löcher (das andere dient als Luftloch) in ein Glas. Danach drehen Sie die Kokosnuss in der Hand so, dass die Löcher zur Seite zeigen. Dann schlagen Sie mehrmals mit dem Hammer auf die Mitte der Nuss, dabei drehen Sie diese immer ein bisschen (die Löcher bleiben auf der Seite). Nach zwei bis drei Umdrehungen mit je etwa sechs Hammerschlägen springt die Nuss auf und kann aufgebrochen werden.

Die Produkte aus Kokos

Kokoswasser ist die wässrige Flüssigkeit im Inneren der frischen Kokosnuss. Es enthält kaum Fett und ist sehr kalorienarm. Da Kokoswasser nicht sehr geschmacksintensiv ist, wird es eher für fruchtige Smoothies verwendet, bei denen andere Geschmackskomponenten im Vordergrund stehen. Für herzhafte Gerichte eignet es sich nicht so gut.

Kokosmilch ▶ siehe Seite 13 aus Dosen besteht oft aus einer flüssigen, fast wässrigen Phase und einer festen, weißen Phase, die sich oben absetzt. Das ist ganz normal und hat keinen Einfluss auf die Qualität. Bevor Sie die Kokosmilch verwenden, legen Sie die Dose für ein paar Minuten in ein warmes Wasserbad und schütteln sie dann. Schon vereinen sich die beiden Phasen wieder.

Kokosraspel werden auch als Kokosflocken bezeichnet. Sie entstehen durch das Raspeln und anschließende Trocknen des Kokosfleisches. Sie eignen sich vor allem als Dekoration von Süßspeisen oder als Komponente in Teigen. Aber auch als Panade kann man Kokosraspel verwenden.

Kokosmehl wird aus dem Fleisch der Kokosnuss gewonnen. Nach dem Trocknen und Entölen wird das Fleisch fein gemahlen. Da das Mehl glutenfrei ist, kann es von allen verwendet werden, die an Zöliakie leiden oder Gluten nicht vertragen. Die vielen Ballaststoffe unterstützen die schlanke Linie.

Kokoschips entstehen, wenn das Kokosfleisch eher in große Stücke gehobelt statt klein geraspelt wird. Sie lassen sich als Knabberei zwischendurch genießen oder wie Raspel in Gerichten verarbeiten.

INFO

AUCH ANDERE FETTE VERWENDEN

Es empfiehlt sich nicht, das Fett gänzlich durch Kokosöl zu ersetzen. Um gut zu funktionieren, benötigt der Körper noch weitere Fette, die nicht in Kokosöl enthalten sind, zum Beispiel Omega-3-Fettsäuren und Omega-6-Fettsäuren aus Leinöl.

VERSCHIEDENE DARREICHUNGSFORMEN

Es gibt verschiedene Kokosprodukte für eine abwechslungsreiche Küche.

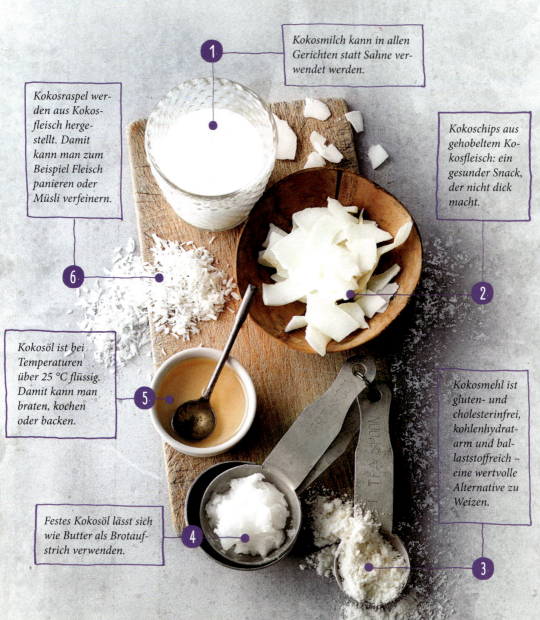

1. Kokosmilch kann in allen Gerichten statt Sahne verwendet werden.

2. Kokoschips aus gehobeltem Kokosfleisch: ein gesunder Snack, der nicht dick macht.

3. Kokosmehl ist gluten- und cholesterinfrei, kohlenhydratarm und ballaststoffreich – eine wertvolle Alternative zu Weizen.

4. Festes Kokosöl lässt sich wie Butter als Brotaufstrich verwenden.

5. Kokosöl ist bei Temperaturen über 25 °C flüssig. Damit kann man braten, kochen oder backen.

6. Kokosraspel werden aus Kokosfleisch hergestellt. Damit kann man zum Beispiel Fleisch panieren oder Müsli verfeinern.

Kokosmus ist püriertes Kokosnussfleisch und sehr fettreich und gehaltvoll. Es kann in Teigen, Cremes und Dips verwendet werden. Wegen der hohen Energiedichte sollten Sie aber sparsam damit umgehen.

Kokosblütenzucker wird aus den Blüten der Kokospalme gewonnen und ist im Gegensatz zu Industriezucker nährstoffreich. Er enthält wichtige Mineralstoffe wie Kalium, Magnesium, Eisen, Kupfer und Zink.

Wie lässt sich Kokosöl verwenden?

Kokosöl können Sie in der Küche wie jedes andere Fett oder Öl zum Kochen, Braten oder Backen verwenden. Aber auch als Dressing oder Brotaufstrich und zur Zubereitung von Smoothies ▸ siehe Seite 92 ist es geeignet. Genauso gut kann Kokosöl in Joghurt oder Quarkspeisen eingerührt werden. Da es wenig ungesättigte Fettsäuren enthält, ist es hitzestabiler als zum Beispiel Olivenöl. Eine weitere Möglichkeit, Kokosöl zu sich zu nehmen, besteht darin, es in Kaffee oder Tee aufzulösen. Ein Teelöffel pro Tasse reicht bereits aus und ist durchaus schmackhaft ▸ siehe Tipp rechts.

BITTE BEACHTEN

Ein paar Einschränkungen sind bei der Verwendung von Kokosöl zu beachten.

• Kokosöl sollte nicht zu lange zu stark erhitzt werden, da es sonst bitter wird und sich gesundheitsschädliche Transfettsäu-

ren bilden können. Auch werden sonst die wichtigen Inhaltsstoffe zerstört.

• Kokosöl ist bis etwa 25 °C fest. Für manche Rezepte, vor allem für Teige, wird es geschmolzen benötigt. Dazu erhitzen Sie es kurz in der Mikrowelle oder in einer Schüssel im Wasserbad.

Alle Kokosprodukte sind in gut sortierten Lebensmittelläden, Bioläden und Reformhäusern erhältlich. Achten Sie auf Bioqualität. Den Grund erfahren Sie auf Seite 15.

TIPP

BULLETPROOF COFFEE®

Dies ist Kaffee mit Butter und Kokosöl, übersetzt »kugelsicherer Kaffee«. Der Trend kommt gerade aus den USA zu uns. Hierfür werden je ein Esslöffel Butter und Kokosöl in eine große Tasse Kaffee gegeben und 20 Sekunden mit dem Milchaufschäumer gemixt. Bei heißem Kaffee reicht es, das Fett im Kaffee aufzulösen und intensiv umzurühren. Der Geschmack ist hervorragend, denn die Aromastoffe des Kaffees werden durch das Fett auf ideale Weise verstärkt. Die Butter können Sie auch durch Kokosöl ersetzen. Dieser Kaffee, zum Frühstück getrunken, versorgt Sie mit ausreichend Energie bis zum Mittag.

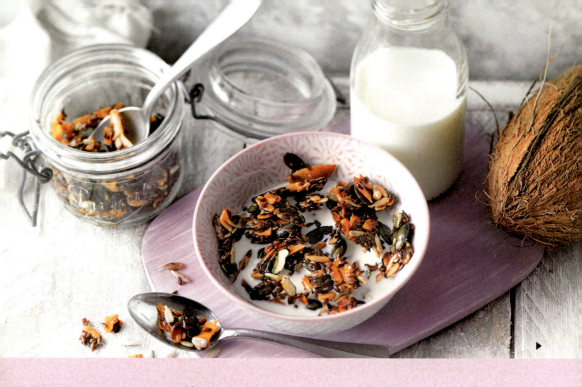

GUT GESTÄRKT DEN TAG BEGINNEN

Auf den nächsten Seiten finden Sie Rezepte für warme oder kalte, süße oder salzige Speisen zum Frühstück – ganz nach Ihrem Wunsch. Alle enthalten in irgendeiner Form Kokosprodukte, die die Ketonproduktion in der Leber in Schwung bringen. Dadurch haben Sie genug Energie bis Mittag für die Arbeit oder für eine Unternehmung in der Freizeit. Selbst mit einem Marmeladen-, Käse- oder Wurstbrot müssen Sie nicht auf Kokos verzichten. Da das Kokosöl bis etwa 25 °C fest ist, können Sie es wie Butter als Aufstrich für Brot verwenden.

Vitamin-Mix mit Kokoswasser: Pushen Sie sich mit einer Vitaminbombe im Glas. Pürieren Sie dafür in 200 Milliliter Kokoswasser Obst Ihrer Wahl und / oder der Saison, entweder Beeren, Pfirsich, Ananas oder Mango. Das Kokoswasser bekommen Sie zum Beispiel in Bioläden.

KOKOS-MÜSLI

50 g Honig | 3 EL Kokosöl | 50 g Leinsamen |
60 g Sonnenblumenkerne | 40 g Kürbiskerne |
140 g Kokoschips | 50 g Mandelblättchen
Außerdem: Milch, Mandelmilch oder Kokoswasser nach Bedarf zum Sofortverzehr

Für 4 Portionen | 30 Min. Zubereitung
Pro Portion 619 kcal, 10 g KH, 16 g P, 58 g F

1 Den Backofen auf 160 °C (Umluft 140 °C)
vorheizen.
2 Den Honig und das Kokosöl zusammen im
Wasserbad erwärmen, bis beide flüssig sind.
3 Dann alle Zutaten in einer Schüssel gut miteinander vermengen und die Mischung auf einem
mit Backpapier ausgelegten Backblech verteilen. Das Müsli etwa 20 Minuten im Ofen rösten,
dabei einmal umschichten.
4 Das Müsli komplett abkühlen lassen, bei Bedarf auseinanderbrechen und luftdicht verpa-
cken oder sofort mit Milch, Mandelmilch oder
Kokoswasser genießen.

KOKOSMUS-PFANNKUCHEN

4 EL Kokosmus | 4 Eier | 1 TL Backpulver |
2 EL Kokosmehl | 4 TL Kokosöl

Für 2 Portionen | 25 Min. Zubereitung
Pro Portion 552 kcal, 7 g KH, 20 g P, 47 g F

1 Das Kokosmus, die Eier, das Backpulver und
das Kokosmehl zu einem Teig verarbeiten.

2 1 TL Kokosöl in einer Pfanne erhitzen und ein
Viertel des Teiges darin bei kleiner Hitze zu einem Pfannkuchen ausbacken. Nach 4 Minuten
wenden und fertig backen.
3 Mit dem restlichen Teig ebenso verfahren
und die Pfannkuchen sofort servieren.

VARIANTE
Mögen Sie es fruchtig, können Sie frisches Obst,
Kompott oder auch Marmelade dazu reichen.

KOKOSMILCH-OMELETT

½ Zwiebel | ½ Bund Petersilie | 4 Eier |
100 ml Kokosmilch | Salz | Pfeffer | ½ TL Kur-
kuma | 1 Prise Kreuzkümmel | 1 Prise Ingwer-
pulver | 1 EL Kokosöl

Für 2 Portionen | 20 Min. Zubereitung
Pro Portion 334 kcal, 7 g KH, 17 g P, 27 g F

1 Die Zwiebel schälen und fein würfeln. Die Petersilie waschen, trocken schütteln und hacken.
2 Die Eier aufschlagen und mit der Petersilie,
der Kokosmilch und den Gewürzen vermischen.
3 Das Kokosöl in einer beschichteten Pfanne
erhitzen und die Zwiebelwürfel darin anschwitzen. Dann die Eimasse darübergießen, den De-
ckel auf die Pfanne legen und das Omelett
etwa 10 Minuten bei kleiner Hitze stocken lassen. Das Omelett nicht wenden.
4 Das Omelett auf einen Teller gleiten lassen,
halbieren und servieren.

APFELPFANNKUCHEN

2 Äpfel | 1 TL Zimt | 2 EL Kokosöl | 4 Eier | 150 ml Milch | 75 g Kokosmehl | ½ TL Backpulver | 1 Prise gemahlene Vanille | 1 EL Honig | 1 Prise Salz

Für 2 Portionen | 25 Min. Zubereitung
Pro Portion 569 kcal, 32 g KH, 25 g P, 37 g F

1 Die Äpfel waschen, schälen und in kleine Würfel schneiden. Mit dem Zimt bestäuben und die Apfelwürfel durchmischen.

2 1 EL Kokosöl in einer Pfanne erhitzen und die Apfelstücke darin 5 Minuten bei kleiner Hitze schmoren, bis sie weich sind.

3 Eier, Milch, Kokosmehl, Backpulver, Vanille, Honig und Salz zu einem Teig verarbeiten und die Hälfte der Apfelstücke unterrühren. Nacheinander zwei Pfannkuchen im restlichen Kokosöl ausbacken, dabei jeden Pfannkuchen jeweils einmal wenden.

4 Die Pfannkuchen mit den restlichen Apfelstücken auf zwei Tellern anrichten und sofort servieren.

TIPP

ARBEIT ERLEICHTERN
Kleinere Pfannkuchen lassen sich leichter wenden. Deshalb geben Sie lieber mehrere kleine Teigkleckse in die Pfanne als einen großen!

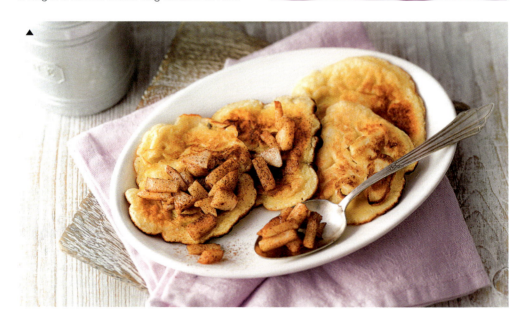

CHIA-KOKOSPUDDING

3 EL Chiasamen | 200 ml Kokosmilch | 1 EL Honig | ½ Mango

Für 2 Portionen | 125 Min. Zubereitung
Pro Portion 338 kcal, 14 g KH, 5 g P, 31 g F

1 Die Chiasamen mit Kokosmilch, 200 ml Wasser und Honig vermischen und in ein verschließbares Gefäß füllen. Nach 20 Minuten alles noch einmal durchrühren, damit keine Klümpchen entstehen.
2 Für mindestens 2 Stunden, am besten aber über Nacht im Kühlschrank fertig quellen lassen.
3 Die Mango schälen, würfeln und vor dem Servieren unter den Pudding heben.

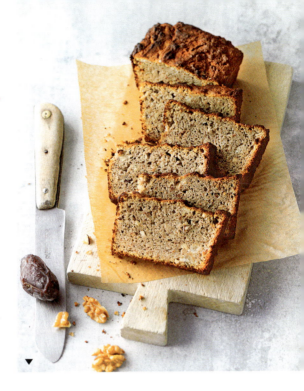

BANANENBROT

140 g Kokosöl und etwas zum Einfetten | 4 reife Bananen | 4 getrocknete Datteln | 4 Eier | 50 g Walnüsse | 75 g Kokosmehl | 1 EL Zimt | 1 TL Backpulver | 1 Prise Salz
Außerdem: Kastenform, 25 cm lang

Für 1 Brot (4 Portionen) | 75 Min. Zubereitung
Pro Portion 699 kcal, 40 g KH, 15 g P, 52 g F

1 Den Backofen auf 180 °C (Umluft 160 °C) vorheizen. Die Kastenform mit etwas Kokosöl einfetten.
2 Die Bananen schälen und zusammen mit den Datteln und den Eiern in einem Mixer zu einer glatten Masse pürieren. In eine Schüssel geben.
3 Das Kokosöl im Wasserbad oder in der Mikrowelle schmelzen lassen und unter die Bananenmasse mischen.
4 Die Walnüsse grob hacken.
5 Das Kokosmehl, Zimt, Backpulver, die Walnüsse und das Salz zur Bananenmasse geben und alles zu einem Teig verarbeiten.
6 Den Teig in die Kastenform füllen, glatt streichen und auf der mittleren Schiene etwa 50–60 Minuten backen. Auf ein Kuchengitter stürzen und auskühlen lassen.

VARIANTE

Haben Sie gerade keine Walnüsse zu Hause, können Sie auch grob zerkleinerte Haselnüsse oder Mandeln verwenden.

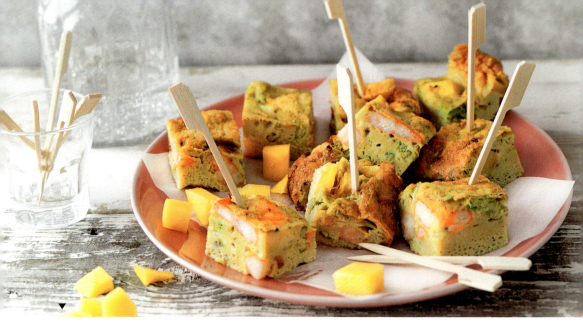

EXOTISCHE FRITTATA

½ Zwiebel | 100 g Chinakohl | 1 Knoblauchzehe | 100 g Mango | 125 g Garnelen (küchenfertig) | 2 EL Kokosöl | 4 Eier | 50 ml Kokosmilch | 1 Messerspitze Chilipulver | ½ TL Currypulver | 1 Prise Ingwerpulver | Salz | Pfeffer

Für 2 Portionen | 20 Min. Zubereitung
Pro Portion 428 kcal, 13 g KH, 28 g P, 28 g F

1 Ofen auf 200 °C (Umluft 180 °C) vorheizen.
2 Die Zwiebel würfeln. Den Chinakohl in Streifen schneiden. Den Knoblauch schälen und fein hacken. Die Mango schälen und das Fruchtfleisch in Würfel schneiden.
3 Die Garnelen in 1 EL Kokosöl etwa 3 Minuten anbraten, in eine kleine Auflaufform geben.
4 Das restliche Kokosöl in der Pfanne erhitzen und Zwiebelwürfel, Knoblauch und Chinakohl darin anbraten, bis der Kohl zusammenfällt. Die Mangowürfel kurz untermischen und alles ebenfalls in die Auflaufform geben.
5 Die Eier mit der Kokosmilch und den Gewürzen mit dem Handrührgerät verquirlen und über die Mischung in der Auflaufform gießen. Die Frittata etwa 20 Minuten im Ofen backen.

TIPP

GUT VORZUBEREITEN
Die Frittata lässt sich sehr gut schon am Vortag zubereiten. Am nächsten Morgen entweder kurz im Backofen oder in der Mikrowelle erwärmen oder kalt genießen.

GEBACKENE AVOCADO

2 Avocados | etwas Zitronensaft | 2 Eier |
2 EL Kokosraspel | Salz | Pfeffer

Für 2 Portionen | 25 Min. Zubereitung
Pro Portion 434 kcal, 9 g KH, 11 g P, 37 g F

1 Den Backofen auf 220 °C (Umluft 200 °C) vorheizen.
2 Die Avocados halbieren, den Kern entfernen und das Fruchtfleisch mit etwas Zitronensaft beträufeln.
3 Die Eier in eine Tasse aufschlagen und verquirlen. Dann vorsichtig in die Aushöhlung der Avocados geben.
4 Die Avocadohälften in eine Auflaufform legen. Die Kokosraspel auf die Avocadohälften streuen und alles mit Salz und Pfeffer würzen.
5 Die Avocados 15–20 Minuten auf der mittleren Schiene backen und entweder sofort servieren oder kalt stellen.

TIPP

KIPPSTOPP
Damit die Avocadohälften in der Auflaufform nicht kippen, bilden Sie aus gerollter Alufolie einen Ring und setzen die Avocadohälften darauf.

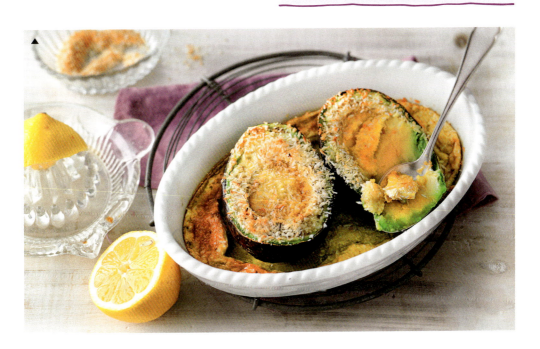

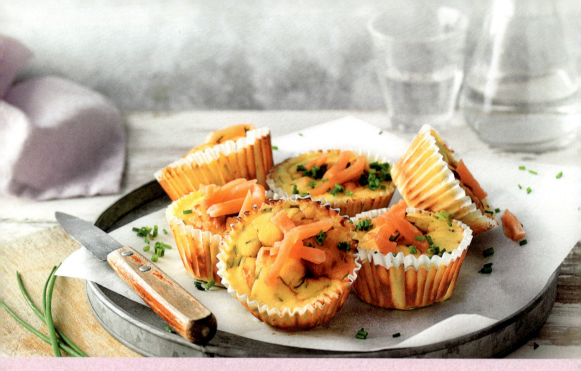

LECKERE SNACKS, SUPPEN UND SALATE

In diesem Kapitel finden Sie Rezepte für leckere Kleinigkeiten fürs Brunch-Büfett, für Gäste oder für zwischendurch. In Butterbrotpapier eingewickelt oder in einer Dose lassen sie sich auch gut mitnehmen. Ab Seite 86 folgen Suppen, ab Seite 88 Salate. Wenn Sie bisher gedacht haben, die Kokosküche sei zu exotisch für Sie, dann werden Sie jetzt feststellen, dass sich mit Kokos auch ganz traditionell kochen lässt.

Alle diese Gerichte können auch prima als Ersatz für eine vollständige Mahlzeit herhalten, wenn die Kalorienzufuhr insgesamt begrenzt werden soll.

Bitte beachten: In einigen Rezepten werden Kokosraspel verwendet. Hierbei ist wichtig, mit den Raspeln ausreichend Flüssigkeit zu kombinieren, denn sie sind sehr saugfähig und lassen den Teig oder auch das Fleisch unter der Panade schnell zu trocken werden.

LECKERE SNACKS, SUPPEN UND SALATE

LACHS-MUFFINS

250 g Schmand | 2 Eier | 40 g Kokosmehl |
200 g geräucherter Lachs | 1 Bund Schnitt-
lauch | Salz | Pfeffer
Außerdem: 6 größere Muffinförmchen

Für 6 Stück | 40 Min. Zubereitung
Pro Portion 644 kcal, 10 g KH, 35 g P, 50 g F

1 Ofen auf 200 °C (Umluft 180 °C) vorheizen.
2 Den Schmand, die Eier und das Kokosmehl
miteinander vermengen.
3 Den Lachs in kleine Stücke und den Schnitt-
lauch in Röllchen schneiden. Lachs und Schnitt-
lauch unter die Schmandmasse heben und alles
mit Salz und Pfeffer würzen.
4 Die Masse auf 6 Muffinförmchen verteilen
und 30 Minuten backen.

SPINAT-HACK-MUFFINS

½ Zwiebel | 1 Knoblauchzehe | 1 EL Kokosöl |
250 g Rinderhackfleisch | Salz | Pfeffer |
½ TL Paprikapulver | ½ TL Cayennepfeffer |
300 g Spinat (frisch oder aufgetaut) | 3 Eier
Außerdem: 6 Muffinförmchen

Für 2 Portionen | 60 Min. Zubereitung
Pro Portion 522 kcal, 5 g KH, 40 g P, 37 g F

1 Den Backofen auf 200 °C (Umluft 180 °C)
vorheizen.
2 Die Zwiebel schälen und würfeln, den Knoblauch schälen und fein hacken.

3 1 EL Kokosöl in einer Pfanne erhitzen und die
Zwiebelwürfel darin glasig dünsten. Das Hackfleisch zugeben und krümelig anbraten. Das
Ganze mit Knoblauch, Salz, Pfeffer, Paprikapulver und Cayennepfeffer würzen.
4 Den Spinat untermischen und alles zum Auskühlen in eine Schüssel füllen.
5 Wenn die Masse etwas abgekühlt ist, die Eier
zugeben und unterrühren. Die Masse in Muffinförmchen füllen und 20–30 Minuten backen, bis
die Eier gestockt sind.

CHICKEN-NUGGETS

250 g Hähnchenbrustfilet | 30 g Kokosraspel |
20 g gemahlene Mandeln | 1 TL Currypulver |
1 Prise Salz | 3 EL Kokosöl | 1 Ei

Für 2 Portionen | 25 Min. Zubereitung
Pro Portion 460 kcal, 3 g KH, 36 g P, 31 g F

1 Das Hähnchenbrustfilet in kleine Stücke
schneiden (etwa 4 × 4 cm).
2 In einem tiefen Teller die Kokosraspel, die gemahlenen Mandeln, das Currypulver und das
Salz miteinander vermengen.
3 1 EL Kokosöl im Wasserbad oder in der Mikrowelle schmelzen, mit dem Ei verquirlen und
in einen zweiten tiefen Teller füllen.
4 Die Nuggets zuerst in der Eimischung und
dann in der Panade wenden.
5 Das restliche Kokosöl portionsweise in einer
Pfanne erhitzen und die Nuggets darin nacheinander braten.

SÜSSKARTOFFEL-KOKOS-PUFFER

250 g Süßkartoffeln | 1 TL Salz | 2 Frühlingszwiebeln | 1 Bio-Limette | 40 g Kokosraspel | ½ TL Chiliflocken | 1 Ei | 1 Eigelb | 1–3 EL Kokosmehl | 2 EL Kokosöl

Für 2 Portionen | 45 Min. Zubereitung
Pro Portion 446 kcal, 30 g KH, 11 g P, 30 g F

1 Die Süßkartoffeln schälen und grob raspeln. Dann mit Salz bestreuen und in einem Sieb etwa 15 Minuten stehen lassen.
2 Inzwischen die Frühlingszwiebeln putzen und in Röllchen schneiden. Die Limette heiß abspülen, die Schale abreiben, den Saft auspressen.
3 Die Kokosraspel mit den Frühlingszwiebeln, etwas Limettenschale und 2 EL Limettensaft vermischen und mit den Chiliflocken würzen.
4 Die Süßkartoffeln in ein Geschirrtuch geben und die Flüssigkeit gut auspressen. Dann unter die Kokosmischung rühren. Das Ei und das Eigelb zugeben und mit dem Kokosmehl zu einem Teig verarbeiten.
5 Aus dem Teig 6 Kugeln formen, diese etwas flach drücken und nacheinander im heißen Kokosöl in einer Pfanne 8 Minuten braten, dabei einmal wenden.
6 Süßkartoffel-Kokos-Puffer sofort verzehren, zum Beispiel mit Melonensalat (Rezept ▶ **siehe Seite 89**), oder in Butterbrotpapier einwickeln und in die Arbeit oder zum Picknick mitnehmen.

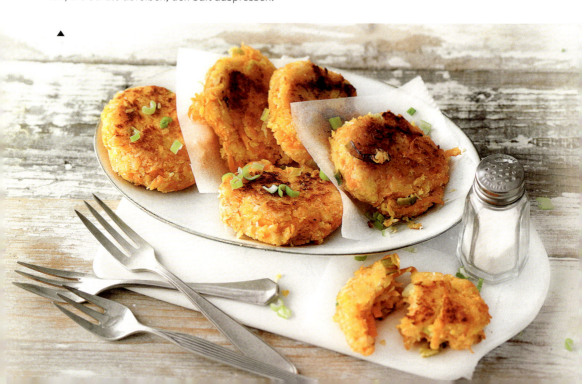

LECKERE SNACKS, SUPPEN UND SALATE

THUNFISCH-AVOCADO-BOOTE

½ Zwiebel | 1 EL Kokosöl | 1 Dose Thunfisch (140 g) | 1 TL Paprikapulver | 1 Prise Cayennepfeffer | Salz | Pfeffer | 5 EL Kokosmilch | 2 Tomaten | 2 Avocados | 1 Zitrone

Für 2 Portionen | 60 Min. Zubereitung
Pro Portion 475 kcal, 14 g KH, 20 g P, 36 g F

1 Ofen auf 200 °C (Umluft 180 °C) vorheizen.

2 Die Zwiebel schälen und in feine Ringe schneiden. Das Kokosöl in einer Pfanne erhitzen und die Zwiebelringe darin glasig dünsten.

3 Den Thunfisch untermischen und mit Paprikapulver, Cayennepfeffer, Salz und Pfeffer würzen. Die Kokosmilch angießen.

4 Die Tomaten waschen, den Stielansatz entfernen, die Tomaten klein würfeln und ebenfalls unter die Thunfischmischung rühren.

5 Die Avocados halbieren, den Kern entfernen und die Thunfischmasse in die Aushöhlungen füllen. Die Avocadoboote auf ein Backblech legen und etwa 10 Minuten im Ofen backen. Mit Zitronenspalten servieren.

GEMÜSE-FRITTATA

1 rote Paprika | 1 gelbe Paprika | 1 Zucchini | 100 ml Kokosmilch | 8 Eier | Salz | Cayennepfeffer | Paprikapulver | 2 EL Kokosöl
Außerdem: ofenfeste Pfanne

Für 4 Portionen | 35 Min. Zubereitung
Pro Portion 315 kcal, 10 g KH, 18 g P, 22 g F

1 Den Backofen auf 180 °C (Umluft 160 °C) vorheizen.

2 Die Paprikaschoten waschen, entkernen und in kleine Würfel schneiden. Die Zucchini ebenfalls waschen, putzen, längs halbieren und in dünne Scheiben schneiden.

3 Die Kokosmilch in eine Schüssel gießen. Falls sie sich in zwei Phasen getrennt hat, die Milch im Wasserbad erwärmen, dann die Phasen miteinander vermengen. Die Kokosmilch mit den Eiern und den Gewürzen verquirlen.

4 Das Kokosöl in einer beschichteten, ofenfesten Pfanne erhitzen und das Gemüse darin 8–10 Minuten dünsten. Die Eiermasse darübergießen und 2 Minuten stocken lassen.

5 Die Pfanne in den Ofen stellen und die Frittata etwa 20 Minuten fertig backen.

6 Die Frittata vorsichtig vom Rand lösen und auf einen Teller gleiten lassen. In Stücke schneiden und servieren.

TIPP

PFANNENERSATZ
Wenn Sie keine ofenfeste Pfanne haben, können Sie das Gemüse auch in einer normalen Pfanne anbraten, dann in eine eingefettete Kuchenspringform umfüllen und die Eiermasse darübergießen.

AVOCADO-KOKOS-SCHNITTCHEN

1 Avocado | 2 EL Zitronensaft | 200 ml Kokosmilch | 1 kleine Zwiebel | 1 Handvoll Basilikum | 6 EL Kokosmehl | Salz | Pfeffer | ½ TL Paprikapulver | 1 Tomate | 2 Scheiben Vollkornbrot (je etwa 60 g) | 2 EL Kokosöl

Für 2 Portionen | 15 Min. Zubereitung
Pro Portion 662 kcal, 37 g KH, 13 g P, 47 g F

1 Die Avocado halbieren, entkernen und das Fruchtfleisch mit einem Löffel aus der Schale heben. Mit dem Zitronensaft und der Kokosmilch mithilfe eines Pürierstabs mixen.
2 Die Zwiebel schälen und würfeln. Das Basilikum waschen, trocken tupfen und fein hacken. Beide zur Avocadocreme geben.
3 Nach und nach so viel Kokosmehl unter die Mischung rühren, bis sie eine streichfähige Konsistenz hat. Die Masse mit Salz, Pfeffer und Paprikapulver abschmecken.
4 Die Tomate halbieren, mit einem Teelöffel die Kerne entfernen und das Fruchtfleisch in kleine Würfel schneiden.
5 Die Brotscheiben halbieren und im heißen Kokosöl in einer Pfanne knusprig anbraten.
6 Die Avocado-Kokos-Creme auf die beiden Brotscheiben streichen, die Tomatenwürfel darauf verteilen, mit Salz und Pfeffer würzen und sofort genießen.

INDONESISCHE KOKOS-HACKBÄLLCHEN MIT MANGOSAUCE

½ Mango | 1 TL Currypulver | 100 g Schmand | ½ Bund Frühlingszwiebeln | Salz | Pfeffer | 100 g Kokosraspel | 50 ml Kokosmilch | 150 g Rinderhackfleisch | 1 TL gemahlener Koriander | 1 Prise Muskatnuss | ¼ TL Kreuzkümmel | 2 EL Kokosöl

Für 2 Portionen | 35 Min. Zubereitung
Pro Portion 801 kcal, 19 g KH, 20 g P, 69 g F

1 Für die Mangosauce die Mango schälen, klein schneiden und zusammen mit dem Currypulver und dem Schmand pürieren.
2 Die Frühlingszwiebeln putzen, in Röllchen schneiden und unter die Sauce rühren. Die Sauce mit Salz und Pfeffer abschmecken und kalt stellen.
3 Für die Hackbällchen die Kokosraspel und die Kokosmilch mischen, 15 Minuten stehen lassen, dann das Hackfleisch mit der Kokosmischung und den Gewürzen gut vermengen. Mit Salz und Pfeffer abschmecken.
4 Das Kokosöl in einer Pfanne erhitzen. Jeweils eine kleine Menge der Hackfleischmasse zu Bällchen formen, leicht flach drücken und im Öl braten, bis die Unterseite braun ist. Die Bällchen umdrehen und fertig braten.
5 Die Hackbällchen mit der Sauce servieren.

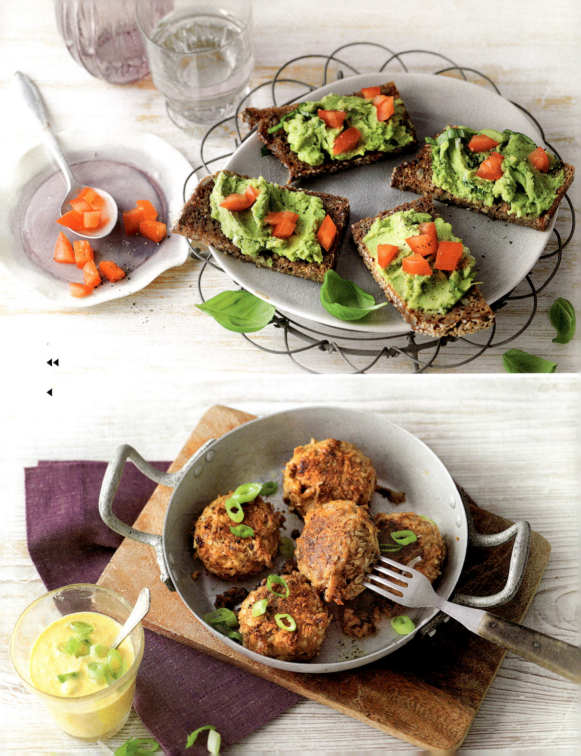

SATÉ-SPIESSE MIT ERDNUSS-KOKOS-SAUCE

200 g Hähnchenbrustfilet | 2 cm Ingwer | ½ Zwiebel | 1 EL und 1 TL Currypaste | 2 EL und 70 ml Kokosmilch | 1 EL Sojasauce | 75 g geröstete Erdnusskerne | 1 EL Erdnussöl | Limettensaft | ¼ TL gemahlener Koriander | 1 TL Kokosblütenzucker | 1 EL Kokosöl
Außerdem: 6 Holzspieße

Für 2 Portionen | 85 Min. Zubereitung
Pro Portion 544 kcal, 16 g KH, 37 g P, 33 g F

1 Das Hähnchenbrustfilet in 6 gleichmäßige Streifen schneiden.
2 Den Ingwer schälen und fein reiben. Die Zwiebel schälen und sehr fein hacken.
3 Ingwer, Zwiebel, 1 EL Currypaste, 2 EL Kokosmilch und die Sojasauce miteinander verrühren und das Fleisch darin eine Stunde im Kühlschrank marinieren.
4 Unterdessen die Sauce zubereiten: Die Erdnüsse im Mixer zerkleinern und mit 1 TL Currypaste, 70 ml Kokosmilch, dem Erdnussöl und 1 EL Wasser in einen kleinen Topf geben und langsam erwärmen. Mit etwas Limettensaft, Koriander und Kokosblütenzucker abschmecken und zur Seite stellen.
5 Das Fleisch aus der Marinade nehmen und die Streifen wellenartig auf Holzspieße stecken.
6 Das Kokosöl in einer Pfanne erhitzen und die Spieße darin etwa 5 Minuten von beiden Seiten braten. Mit der Erdnuss-Kokos-Sauce servieren.

KAROTTEN-APFEL-SUPPE

250 g Karotten | 1 Zwiebel | 1 Apfel | 1 EL Kokosöl | 500 ml Gemüsebrühe | Salz | Pfeffer | 1 TL Essig | 2 TL Currypulver | 200 ml Kokosmilch

Für 2 Portionen | 40 Min. Zubereitung
Pro Portion 362 kcal, 26 g KH, 4 g P, 25 g F

1 Die Karotten schälen und in 1 cm dicke Scheiben schneiden. Die Zwiebel schälen und würfeln. Den Apfel schälen, entkernen und würfeln.
2 Die Zwiebeln und die Karotten im heißen Kokosöl in einem Topf anbraten, mit der Gemüsebrühe ablöschen, dann die Apfelwürfel zugeben. Alles etwa 15 Minuten köcheln lassen.
3 Die Suppe mit einem Pürierstab pürieren, mit Salz, Pfeffer, Essig und Currypulver würzen. Die Kokosmilch untermischen und servieren.

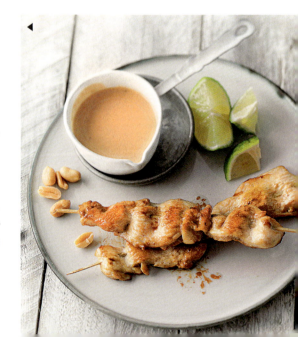

ZUCCHINISUPPE

1 Zwiebel | 150 g Süßkartoffeln | 1 Knoblauchzehe | 3 EL Pinienkerne | 1 EL Kokosöl | 600 ml Gemüsebrühe | 2 Zucchini (je 300 g) | 4 EL Kokosmilch | Salz | Pfeffer | Limettensaft

Für 2 Portionen | 30 Min. Zubereitung
Pro Portion 340 kcal, 31 g KH, 11 g P, 19 g F

1 Die Zwiebel schälen und würfeln. Die Süßkartoffeln schälen und in 2 cm große Würfel schneiden. Den Knoblauch schälen und fein hacken.
2 Die Pinienkerne in einer Pfanne ohne Fett rösten, bis sie duften.
3 Das Kokosöl in einem Topf erhitzen und die Zwiebeln und den Knoblauch darin anschwitzen. Die Kartoffeln kurz mitbraten, dann die Gemüsebrühe angießen und das Ganze 10 Minuten köcheln lassen.
4 Die Zucchini waschen und würfeln und zur Suppe geben. Das Ganze weitere 5 Minuten köcheln lassen. Dann die Kokosmilch zugeben und alles mit einem Pürierstab fein pürieren.
5 Die Suppe mit Salz, Pfeffer und Limettensaft abschmecken und mit den Pinienkernen bestreut servieren.

THAI-KÜRBISSUPPE

500 g Hokkaidokürbis | 1 kleine Zwiebel | 250 g Lauch | 100 g Mango, geschält | 1 TL Kokosöl | 1 TL rote Currypaste | 1 EL Tomatenmark | 500 ml Gemüsebrühe | 1 EL Fischsauce |

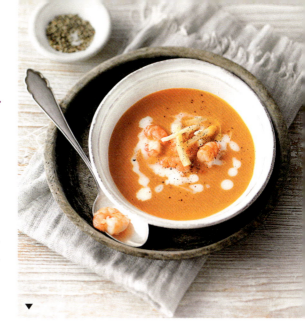

200 ml Kokosmilch | 150 g Bambussprossen | 200 g Garnelen, gekocht | Salz | Pfeffer

Für 2 Portionen | 50 Min. Zubereitung
Pro Portion 525 kcal, 33 g KH, 26 g P, 25 g F

1 Den Kürbis würfeln. Die Zwiebel schälen und hacken. Den Lauch in Ringe schneiden. Die Mango würfeln.
2 Das Kokosöl in einem Topf erhitzen und die Zwiebelwürfel darin glasig dünsten. Die Currypaste und das Tomatenmark zufügen und anschwitzen. Den Kürbis, die Mangostücke und den Lauch zugeben und kurz mitbraten.
3 Mit der Gemüsebrühe ablöschen und alles für 15 Minuten köcheln lassen. Dann die Suppe mit einem Pürierstab fein pürieren.
4 Fischsauce, Kokosmilch, Bambussprossen und Garnelen zufügen und alles warm werden lassen. Mit Salz und Pfeffer abschmecken.

CURRY-SPINATSUPPE

250 g TK-Blattspinat | 2 cm Ingwer | 1 Zwiebel |
1 Knoblauchzehe | 1 EL Kokosöl | 1 EL Currypul-
ver | ¼ TL Kreuzkümmel | 150 ml Kokosmilch |
300 ml Gemüsebrühe | Salz | Pfeffer | 1 TL Ko-
kosblütenzucker

Für 2 Portionen | 30 Min. Zubereitung
Pro Portion 237 kcal, 8 g KH, 5 g P, 20 g F

1 Den Spinat auftauen lassen.

2 Den Ingwer schälen und fein hacken. Die
Zwiebel schälen und würfeln, den Knoblauch
schälen und fein hacken.

3 Das Kokosöl in einem Topf erhitzen und Ingwer, Zwiebeln und Knoblauch darin anbraten.
Currypulver und Kreuzkümmel zugeben und anrösten. Alles mit Kokosmilch und Gemüsebrühe
ablöschen, mit Salz, Pfeffer und Kokosblütenzucker würzen und 10 Minuten köcheln lassen.
Nach 5 Minuten den Spinat zugeben.

4 Die Suppe pürieren und sofort servieren.

ROTE-BETE-KOKOSSUPPE

100 g mehlige Kartoffeln | 1 kleine Zwiebel |
250 g vorgekochte Rote Beten | 1 EL Kokosöl |
200 ml Gemüsebrühe | 200 ml Kokosmilch |
1 Handvoll Petersilie | 2 EL Zitronensaft | Salz |
Pfeffer

Für 2 Portionen | 35 Min. Zubereitung
Pro Portion 352 kcal, 27 g KH, 5 g P, 24 g F

1 Die Kartoffeln schälen und würfeln. Die Zwiebel schälen und fein hacken. Die Roten Beten
grob würfeln. Das Kokosöl in einem Topf erhitzen und die Kartoffeln und Zwiebeln darin anrösten. Dann die Roten Beten zugeben. Alles mit
der Gemüsebrühe und der Kokosmilch ablöschen und 15 Minuten köcheln lassen.

2 Währenddessen die Petersilie waschen, trocken schütteln und fein hacken.

3 Die Suppe mit einem Pürierstab pürieren,
dann mit Zitronensaft, Salz und Pfeffer abschmecken. Auf zwei Teller verteilen und mit
Petersilie bestreut servieren.

KAROTTEN-APFEL-SALAT

250 g Karotten | 250 g säuerliche Äpfel |
100 g Kokoschips | 2 EL Balsamico-Essig |
2 EL Sojasauce | 2 EL Olivenöl | Salz | Pfeffer |
1 Prise Cayennepfeffer | 1 Handvoll Petersilie

Für 2 Portionen | 15 Min. Zubereitung
Pro Portion 542 kcal, 37 g KH, 6 g P, 31 g F

1 Die Karotten und Äpfel schälen, fein raspeln
und mit den Kokoschips in einer Schüssel gut
vermengen.

2 Für das Dressing den Balsamico-Essig, die
Sojasauce, das Olivenöl sowie Salz und Pfeffer
vermischen und unter den Salat ziehen. Mit Cayennepfeffer abschmecken.

3 Die Petersilie waschen, trocken schütteln und
fein hacken. Den Salat mit Petersilie bestreut
servieren.

LECKERE SNACKS, SUPPEN UND SALATE

MELONENSALAT MIT KOKOSDRESSING

400 g Honigmelone | ½ Gurke | 2 Handvoll Feldsalat | 5 EL Kokosmilch | 1 EL Zitronensaft | 1 EL Kokosblütenzucker | 1 Prise gemahlene Vanille | 1 Prise Zimt | 6 Blätter frische Minze | 2 EL Kokosraspel

Für 2 Portionen | 20 Min. Zubereitung
Pro Portion 268 kcal, 34 g KH, 4 g P, 12 g F

1 Die Melone schälen und in 2 cm große Würfel schneiden. Die Gurke schälen und in dünne Scheiben schneiden. Den Feldsalat waschen und trocken schütteln. Dann alles in einer Schüssel vermengen.
2 Aus Kokosmilch, Zitronensaft, Kokosblütenzucker, Vanille und Zimt ein Dressing mischen und über dem Salat verteilen. Die Minze fein hacken und unter den Salat mischen. Mit Kokosraspeln bestreut servieren.

LINSEN-KOKOS-SALAT

100 g Tellerlinsen | 2 Frühlingszwiebeln | 1 gelbe Paprika | 1 Tomate | 1 cm Ingwer | 1 EL Limettensaft | 1 EL Olivenöl | 50 g Kokoschips | 1 Handvoll Koriander

Für 2 Portionen | 30 Min. Zubereitung
Pro Portion 407 kcal, 39 g KH, 21 g P, 17 g F

1 Die Linsen nach Packungsanleitung garen.
2 Die Frühlingszwiebeln waschen und in Röllchen schneiden. Die Paprika waschen, entkernen und in Streifen schneiden. Die Tomate waschen und das Fruchtfleisch würfeln.
3 Den Ingwer schälen und fein reiben. Mit Limettensaft und Öl vermischen.
4 Die Linsen mit dem Gemüse in einer Schüssel mischen und das Ingwerdressing zugeben. Den Salat kurz ziehen lassen.
5 Inzwischen die Kokoschips in einer Pfanne ohne Fett anrösten und beiseite stellen. Den Koriander waschen, trocken schütteln und fein hacken. Den Salat mit Kokoschips und Koriander bestreut servieren.

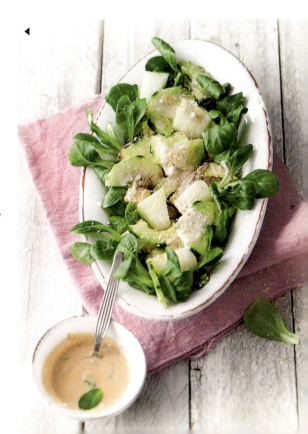

GARNELEN IM KOKOSMANTEL MIT ANANAS-GURKEN-SALAT

½ Ananas | 1 Gurke | ½ rote Zwiebel | ½ Chilischote | 2 EL Zitronensaft | 2 EL Olivenöl | Salz | Pfeffer | 250 g Garnelen (küchenfertig) | 1 Eiweiß | 75 g Kokosraspel | 2 EL Kokosöl

Für 2 Portionen | 35 Min. Zubereitung
Pro Portion 595 kcal, 30 g KH, 29 g P, 32 g F

1 Für den Salat die Ananas schälen und in kleine Würfel schneiden. Die Gurke schälen, längs halbieren und die Kerne mit einem Löffel herauskratzen. Dann die Gurke in dünne Scheiben schneiden.

2 Die Zwiebel schälen und in Ringe schneiden. Die Chilischote längs halbieren, entkernen und in Halbringe schneiden.

3 Ananas, Gurke, Zwiebeln und Chili mit dem Zitronensaft und Olivenöl vermischen, salzen, pfeffern und etwas ziehen lassen.

4 Inzwischen die Garnelen mit dem Eiweiß in einer Schüssel gut vermengen, sodass die Garnelen damit überzogen sind.

5 Die Kokosraspel auf einen Teller geben und die Garnelen einzeln in den Kokosraspeln wenden. Das Kokosöl in einer beschichteten Pfanne erhitzen und die Garnelen darin insgesamt etwa 3 Minuten braten.

6 Die Garnelen zusammen mit dem Ananas-Gurken-Salat servieren.

SALAT MIT KOKOS-ZIEGENKÄSE

2 Handvoll kernlose Trauben | 30 g Walnusskerne | 100 g gelbe Kirschtomaten | 2 Köpfe Romanasalat | 1 Ei | 1 EL Mehl | 20 g Kokosraspel | 150 g Ziegenkäse | 1 EL Kokosöl | 2 EL Olivenöl | 1 EL Honig | 4 EL Balsamico-Essig | 2 EL Orangensaft | Salz | Pfeffer

Für 2 Portionen | 25 Min. Zubereitung
Pro Portion 613 kcal, 22 g KH, 21 g P, 47 g F

1 Die Trauben waschen und halbieren. Die Walnüsse hacken. Die Kirschtomaten waschen. Den Salat waschen und grob zerpflücken.

2 Das Ei in einem tiefen Teller aufschlagen und verquirlen. In zwei weitere Teller das Mehl und die Kokosraspel geben.

3 Den Ziegenkäse in 2 Stücke teilen. Jedes Stück erst im Mehl, dann im Ei und schließlich in den Kokosraspeln wenden.

4 Das Kokosöl in einer Pfanne erhitzen und den Ziegenkäse darin von jeder Seite etwa 4 Minuten goldbraun anbraten.

5 Für das Dressing das Olivenöl, den Honig, den Balsamico-Essig und den Orangensaft miteinander vermischen und mit Salz und Pfeffer abschmecken.

6 Die Trauben, Walnüsse, Kirschtomaten und den Salat auf Tellern verteilen, mit dem Dressing beträufeln und mit dem gebratenen Käse garnieren.

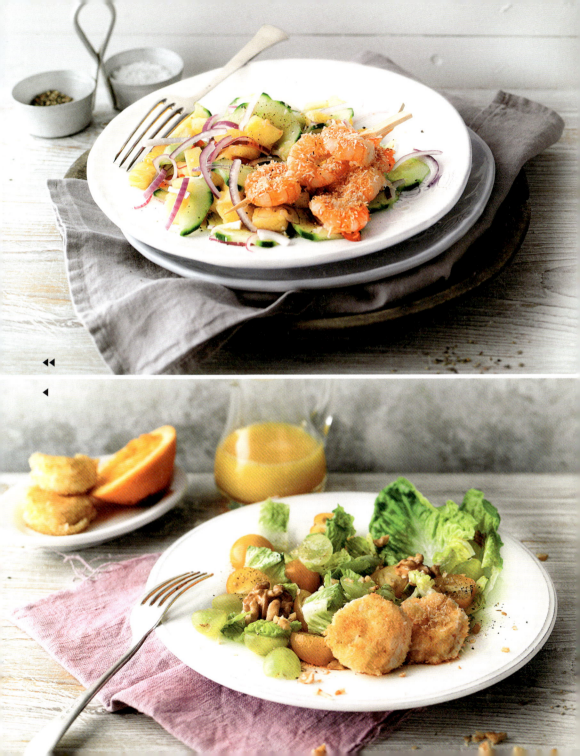

SMOOTHIES

Genießen Sie Smoothies, wann immer Ihnen danach ist. Mit diesen bunten
Kraftpaketen lassen sich leere Energiespeicher auf köstliche Weise füllen.

KOKOS-BANANEN-SMOOTHIE

1 Banane | ½ Limette | 2 EL Cranberrys |
150 ml Kokosmilch | 2 EL Joghurt | 1 Handvoll
Eiswürfel

Für 2 Portionen | 5 Min. Zubereitung
Pro Portion 268 kcal, 28 g KH, 3 g P, 15 g F

1 Die Banane schälen und grob zerkleinern, die
Limette auspressen.
2 Alle Zutaten zusammen mit 200 ml Wasser in
einen Mixer geben und gut mixen.
3 Den Smoothie auf zwei Gläser verteilen und
servieren.

KOKOS-MANGO-SMOOTHIE

1 kleine Mango (etwa 200 g) | 2 Kiwis |
150 ml Kokosmilch | 250 ml Kokoswasser
▶ siehe Seite 74

Für 2 Portionen | 10 Min. Zubereitung
Pro Portion 265 kcal, 25 g KH, 3 g P, 15 g F

1 Die Mango schälen und das Fruchtfleisch
vom Kern schneiden. Die Kiwis quer halbieren
und das Fruchtfleisch mit einem Löffel aus der
Schale heben.
2 Alle Zutaten in den Mixer geben und mixen,
alternativ mit einem Pürierstab fein pürieren.
3 Den Smoothie auf zwei Gläser verteilen und
servieren.

ANANAS-KOKOS-SMOOTHIE

200 g Ananas (aus der Dose) | 240 ml Kokos-
milch | 2 Handvoll Eiswürfel | 120 ml Milch |
5 Minzeblätter

TIPP

OBST VARIIEREN
Die vorgeschlagenen Obstsorten können Sie nach Gusto oder »Verfügbar-
keit« durch anderes Obst ersetzen.
Früchte sind immer gesund.

LECKERE SNACKS, SUPPEN UND SALATE

Für 2 Portionen | 5 Min. Zubereitung
Pro Portion 340 kcal, 22 g KH, 5 g P, 25 g F

1 Alle Zutaten in den Mixer geben und gut mixen, alternativ mit dem Pürierstab fein pürieren.
2 Auf zwei Gläser verteilen und servieren.

BLAUBEER-APFEL-SMOOTHIE

150 g Blaubeeren | 1 Apfel | ½ Zitrone | 150 ml Kokosmilch | 250 ml Kokoswasser ▶ siehe Seite 74 | 3 EL Kokosraspel

Für 2 Portionen | 5 Min. Zubereitung
Pro Portion 343 kcal, 23 g KH, 3 g P, 24 g F

1 Die Blaubeeren und den Apfel waschen. Den Apfel vierteln, entkernen und klein schneiden. Die Zitrone auspressen.
2 Alle Zutaten in den Mixer geben und gut mixen oder mit einem Pürierstab fein pürieren.
3 Auf zwei Gläser verteilen und servieren.

AVOCADO-KOKOS-SMOOTHIE

1 Avocado | 400 ml Kokoswasser ▶ siehe Seite 74 | 3 EL Joghurt | 1 EL Zitronensaft | 2 EL Honig | 1 Handvoll Eiswürfel

Für 2 Portionen | 5 Min. Zubereitung
Pro Portion 249 kcal, 12 g KH, 3 g P, 27 g F

1 Die Avocado halbieren, den Kern entfernen und das Fruchtfleisch mit einem Löffel aus der Schale heben.
2 Alle Zutaten in den Mixer geben und zu einer cremigen Masse mixen.
3 Den Smoothie auf zwei Gläser verteilen und sofort genießen.

VARIANTE
Für eine fruchtige Note eine Handvoll Himbeeren mit der Masse pürieren.

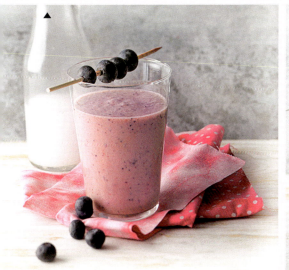
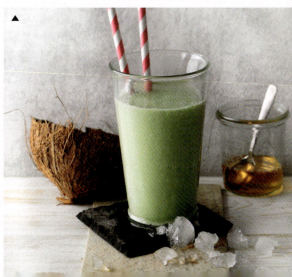

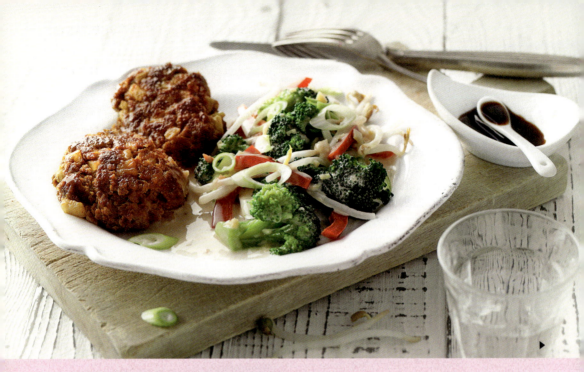

FLEISCH, FISCH, GEMÜSE UND PASTA

Kochen mit Kokos, da denken sicher die meisten an Kokosmilch. Und tatsächlich lassen sich viele Gerichte durch ihre angenehm cremige Konsistenz verfeinern. Sie können auch generell Sahne durch Kokosmilch ersetzen und so Ihren Speisen einen exotischen Touch verleihen. Wie Sie Kokosmilch, die sich in eine flüssige und feste Phase getrennt hat, wieder vereinigen, lesen Sie auf Seite 71. Das klassische und beliebteste Gericht mit Kokosmilch ist das Curry, eine Art Eintopf mit Kokosmilch und Gemüse, Fisch oder Fleisch. Auf den nächsten Seiten finden Sie dazu sieben Rezepte.

Kokosmilch selbst herstellen: Raspeln Sie dazu Kokosfleisch ganz fein und übergießen Sie es mit der gleichen Menge kochendem Wasser. Mixen Sie das Ganze und gießen Sie es nach etwa zehn Minuten durch ein feines Tuch. Den Rest drücken Sie gut aus. Fertig!

FLEISCH, FISCH, GEMÜSE UND PASTA

CURRY-FRIKADELLEN MIT KOKOSGEMÜSE

150 g Ananas | 1 rote Paprika | 150 g Brokkoli | 1 Frühlingszwiebel | 2 cm Ingwer | 1 Knoblauchzehe | 250 g gemischtes Hackfleisch | 1 Ei | Salz | Pfeffer | 2 TL Currypulver | 1 EL Kokosöl | 100 g Sojasprossen | 200 ml Kokosmilch | 1 EL Sojasauce

Für 2 Portionen | 50 Min. Zubereitung
Pro Portion 720 kcal, 26 g KH, 35 g P, 51 g F

1 Die Ananas schälen und das Fruchtfleisch in kleine Würfel schneiden.

2 Das Gemüse waschen, die Paprika entkernen und in Streifen schneiden. Den Brokkoli in Röschen zerteilen.

3 Die Frühlingszwiebel waschen und in Röllchen schneiden. Den Ingwer und den Knoblauch schälen und fein hacken.

4 Das Hackfleisch mit den Ananaswürfeln, dem Ei und der Hälfte des Ingwers verkneten und mit Salz, Pfeffer und Curry würzen. Aus der Masse etwa 6 Frikadellen formen und in einer Pfanne im heißen Kokosöl rundherum braten. Herausnehmen und in Alufolie wickeln.

5 Paprika, Brokkoli, Frühlingszwiebeln und Sojasprossen mit dem Knoblauch und dem übrigen Ingwer in die Pfanne geben und anschwitzen. Mit der Kokosmilch ablöschen und bei mittlerer Hitze ca. 10 Minuten köcheln lassen. Mit Pfeffer und Sojasauce abschmecken. Die Frikadellen mit dem Kokosgemüse servieren.

AFGHANISCHES HACKCURRY

2 Karotten | 1 Süßkartoffel (200 g) | 1 Zwiebel | 2 Knoblauchzehen | 1 cm Ingwer | 1 Bund Koriander | 1 TL Kokosöl | 1 EL Senfsamen | 250 g Rinderhackfleisch | 2 TL rote Currypaste | ½ TL Kreuzkümmel | 1 TL Paprikapulver | Chiliflocken | Salz und Pfeffer | 200 ml Kokosmilch

Für 2 Portionen | 55 Min. Zubereitung
Pro Portion 683 kcal, 36 g KH, 29 g P, 46 g F

1 Die Karotten, die Süßkartoffel und die Zwiebel schälen und in Würfel schneiden. Den Knoblauch und den Ingwer schälen und fein hacken. Den Koriander waschen, trocken schütteln und ebenfalls fein hacken.

2 Das Kokosöl in einer beschichteten Pfanne erhitzen und die Senfsamen darin anrösten. Die Zwiebeln, den Ingwer und den Knoblauch zugeben und bei mittlerer Hitze anschwitzen. Das Hackfleisch zugeben und krümelig anbraten. Dann die Currypaste und die restlichen Gewürze nach Belieben zugeben und kurz mitbraten.

3 Die Karotten und die Kartoffeln mit 1 Tasse Wasser unterrühren und das Ganze 5 Minuten bei mittlerer Hitze köcheln lassen. Die Kokosmilch angießen und alles etwa 15 Minuten kochen, bis das Gemüse gar ist.

4 Vor dem Servieren das Curry noch einmal mit Salz und Pfeffer abschmecken und mit dem Koriander bestreuen.

KETOGENE BURRITOS

½ Paprika | 1 Zwiebel | 1 Knoblauchzehe |
2 EL Kokosöl | 250 g Rinderhackfleisch | Salz |
Pfeffer | 1 EL getrockneter Oregano | 200 ml
passierte Tomaten | 1 TL Paprikapulver |
1 TL Honig | 4 Eier

Für 2 Portionen | 30 Min. Zubereitung
Pro Portion 647 kcal, 14 g KH, 41 g P, 48 g F

1 Die Paprika waschen, entkernen und würfeln.
Die Zwiebel schälen und ebenfalls würfeln. Den
Knoblauch schälen und fein hacken.

2 1 EL Kokosöl in einer Pfanne erhitzen und das
Hackfleisch darin krümelig anbraten. Die Paprika, die Zwiebeln und den Knoblauch zugeben
und 2 Minuten mitbraten.

3 Alles mit Salz, Pfeffer und Oregano würzen.
Die passierten Tomaten angießen und das Pa-
prikapulver sowie den Honig unterrühren. Das
Ganze mindestens 10 Minuten köcheln lassen.

4 Währenddessen 2 Eier in einer kleinen
Schüssel aufschlagen und gut verquirlen. Mit
Salz und Pfeffer würzen.

5 ½ EL Kokosöl in einer Pfanne erhitzen und
die Eier darin bei geringer Hitze zu einem
Omelett stocken lassen. Das Omelett einmal
wenden und dann aus der Pfanne nehmen. Mit
den weiteren 2 Eiern genauso verfahren.

6 Die Hackfleischmischung auf den Omeletts
verteilen, die Omeletts einrollen und sofort
warm servieren.

GEFÜLLTE ROULADEN MIT KOKOSSAUCE

2 Rinderrouladen (je ca. 150 g) | 2 Scheiben
Schinken (je ca. 15 g) | 1 Karotte | ½ Apfel |
1 EL Kokosöl | Salz | Pfeffer | 250 ml Gemüse-
brühe | 100 ml Kokosmilch | 2 EL Apfelmus |
1 TL Currypulver | 1 Prise Kreuzkümmel

Für 2 Portionen | 35 Min. Zubereitung
Pro Portion 457 kcal, 25 g KH, 37 g P, 22 g F

1 Die Rouladen flach klopfen und mit dem
Schinken belegen.

2 Die Karotte und den Apfel schälen. Die Karotte raspeln, den Apfel vierteln und das Kerngehäuse herausschneiden. Die Karotten auf den
Rouladen verteilen, jeweils 2 Apfelviertel darauf-
legen und das Fleisch einrollen. Die Rouladen
mit Zahnstochern feststecken.

3 Das Kokosöl in einer Pfanne erhitzen und die
Rouladen darin bei starker Hitze rundherum anbraten. Salzen, pfeffern und aus der Pfanne nehmen. In Alufolie wickeln und beiseite legen.

4 Den Bratensatz mit der Gemüsebrühe ablöschen, die Kokosmilch und das Apfelmus zugeben und die Sauce mit dem Currypulver, dem
Kreuzkümmel, Salz und Pfeffer würzen. Einmal
aufkochen lassen.

5 Die Rouladen mit der Sauce servieren. Dazu
passt zum Beispiel der Linsen-Kokos-Salat von
Seite 89.

ANANAS-SCHWEINECURRY

300 g Schweinelende | ½ Ananas | 1 rote Paprika | 1 Schalotte | 1 rote Chilischote | 1 Knoblauchzehe | 2 cm Ingwer | 1 EL Kokosöl | 200 ml Kokosmilch | 2 EL rote Currypaste | 1 EL Limettensaft | 2 EL Sojasauce | 1 Prise Kokosblütenzucker | Salz | Pfeffer | ½ Bund Petersilie

Für 2 Portionen | 50 Min. Zubereitung
Pro Portion 552 kcal, 26 g KH, 38 g P, 31 g F

1 Die Schweinelende in mundgerechte Streifen schneiden. Die Ananas schälen und das Fruchtfleisch in Würfel schneiden. Die Paprika waschen, entkernen und in schmale Streifen schneiden.

2 Die Schalotte schälen und würfeln. Die Chilischote waschen, längs halbieren, entkernen und in Halbringe schneiden. Die Knoblauchzehe und den Ingwer schälen und fein hacken.

3 Das Kokosöl in einer Pfanne erhitzen und die Schalotten, die Paprikastreifen und die Chilistücke darin anbraten. Fleisch, Knoblauch und Ingwer zugeben und kurz mitbraten.

4 Die Kokosmilch angießen und die Currypaste unterrühren. Das Ganze aufkochen und 5 Minuten köcheln lassen. Alles mit Limettensaft, Sojasauce und Kokosblütenzucker, Salz und Pfeffer abschmecken. Die Ananas zufügen und warm werden lassen.

5 Währenddessen die Petersilie waschen, trocken schütteln und fein hacken. Das Curry mit Petersilie bestreut servieren.

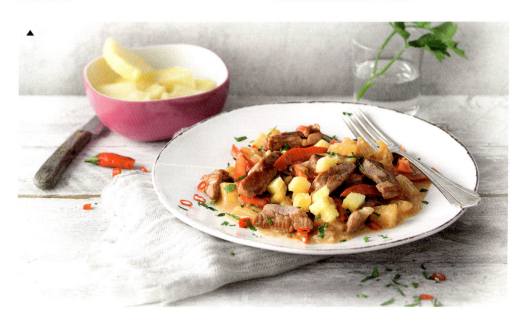

RINDFLEISCHSPIESSE MIT KOKOSCHUTNEY

100 g Kokosraspel | 4 EL Kokosmilch | 4 EL Joghurt | 2 EL Zitronensaft | 1 EL Mandelmus | 3 Blätter Minze | 400 g Rindfleisch (aus der Hüfte) | 2 EL Olivenöl | ½ TL Kreuzkümmel | 1 TL Paprikapulver | Salz | Pfeffer | 3 Schalotten | ½ gelbe Paprika | 1 TL Kokosöl
Außerdem: 2 Schaschlikspieße

Für 2 Portionen | 25 Min. Zubereitung
Pro Portion 818 kcal, 22 g KH, 49 g P, 52 g F

1 Für das Chutney die Kokosraspel mit der Kokosmilch, dem Joghurt, dem Zitronensaft und dem Mandelmus vermischen. Die Minze fein hacken und untermischen. Das Chutney mindestens 15 Minuten ziehen lassen.

2 Das Rindfleisch in mundgerechte Stücke schneiden. Olivenöl, Kreuzkümmel, Paprikapulver, Salz und Pfeffer vermischen und das Fleisch damit marinieren.
3 Die Schalotten schälen und halbieren. Die Paprika waschen, entkernen und in grobe Würfel schneiden. Das Fleisch, die Schalotten und die Paprika abwechselnd auf Spieße stecken.
4 Das Kokosöl in einer Pfanne erhitzen und die Spieße darin rundherum braten, bis das Fleisch gar ist.
5 Die Fleischspieße sofort mit dem Kokoschutney servieren.

THAILÄNDISCHES KOKOS-HUHN

400 g Hühnerbrust | 150 g Karotten | 1 rote Zwiebel | 1 rote Paprika | 1 Knoblauchzehe | 2 cm Ingwer | 1 EL Kokosöl | 150 g Zuckerschoten | 150 g Sojasprossen | 1 EL thailändische Currypaste | 400 ml Kokosmilch | 3 EL Sojasauce | 2 EL Limettensaft | 1 Prise Chiliflocken | Salz | Pfeffer

Für 2 Portionen | 35 Min. Zubereitung
Pro Portion 877 kcal, 37 g KH, 61 g P, 48 g F

1 Die Hühnerbrust in Würfel schneiden.
2 Die Karotten schälen und in breite Streifen hobeln. Die Zwiebel schälen und halbieren, dann in Halbringe schneiden. Die Paprika waschen, entkernen und in dünne Streifen schnei-

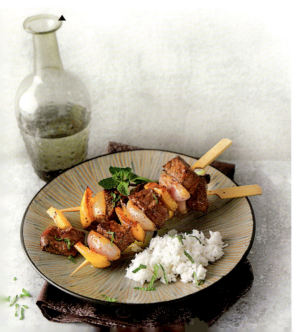

FLEISCH, FISCH, GEMÜSE UND PASTA

den. Den Knoblauch und den Ingwer schälen und fein hacken.

3 Das Kokosöl in einer Pfanne erhitzen und das Hühnerfleisch darin scharf anbraten. Das vorbereitete Gemüse, die Zuckerschoten und die Sojasprossen sowie die Currypaste zugeben und kurz mitbraten.

4 Mit der Kokosmilch ablöschen, mit Sojasauce, Limettensaft, Chiliflocken sowie Salz und Pfeffer würzen und servieren.

HÄHNCHENSCHENKEL MIT KOKOS-LIMETTEN-MARINADE UND MANGOCHUTNEY

1 Limette (Bioqualität) | 1 cm Ingwer | 1 Knoblauchzehe | 200 ml Kokosmilch | 2 EL Kokosblütenzucker | 10 g Kokosraspel | Salz | Pfeffer | Chiliflocken nach Belieben | 2 Hähnchenschenkel | ½ Mango | 1 kleine rote Zwiebel | 2 EL Essig | 1 Handvoll Petersilie

Für 2 Portionen | 60 Min. Zubereitung und 5 Stunden Marinierzeit
Pro Portion 594 kcal, 27 g KH, 31 g P, 41 g F

1 Den Backofen auf 190 °C (Umluft 170 °C) vorheizen.

2 Die Limette heiß waschen, abtrocknen und die Schale abreiben. Den Saft auspressen. Den Ingwer und den Knoblauch schälen und beide fein hacken.

3 Die Kokosmilch mit der Limettenschale, dem Limettensaft, Knoblauch und Ingwer verrühren. 1 EL Kokosblütenzucker, die Kokosraspel, Salz, Pfeffer und Chiliflocken unterrühren. Die Hähnchenschenkel abbrausen, trocken tupfen und in die Marinade legen und für mindestens 5 Stunden im Kühlschrank marinieren.

4 Die Hähnchenschenkel auf ein mit Backpapier ausgelegtes Backblech legen und im Ofen 40–50 Minuten garen, dabei ab und zu wenden.

5 Währenddessen das Chutney zubereiten: Die Mango schälen und würfeln. Die Zwiebel schälen und sehr klein würfeln. Beide in einem Topf mit dem restlichen Kokosblütenzucker erhitzen, Essig und 1 EL Wasser zugeben und alles einmal aufkochen lassen. Die Petersilie waschen, trocken schütteln, fein hacken und untermischen.

6 Die fertigen Hähnchenschenkel mit dem Mangochutney servieren.

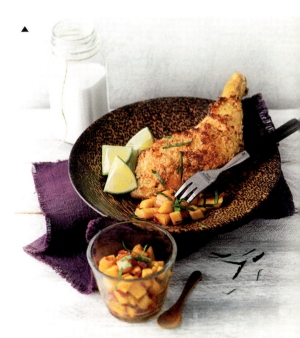

HÄHNCHENFILET MIT KOKOS-SESAM-PANADE UND PAPAYASALSA

1 Papaya (etwa 400 g) | 2 Frühlingszwiebeln | 1 EL Sesamöl | 2 EL Limettensaft | 1 TL Kokosblütenzucker | Salz | Pfeffer | 400 g Hähnchenfilet | 6 EL Sesam | 3 EL Kokosraspel | 100 g Kokosmehl | 2 Eier | 2 EL Kokosöl

Für 2 Portionen | 35 Min. Zubereitung
Pro Portion 951 kcal, 39 g KH, 71 g P, 46 g F

1 Die Papaya halbieren und mit einem Löffel die Kerne entfernen. Das Fruchtfleisch aus der Schale lösen und sehr klein würfeln. Die Frühlingszwiebeln waschen und in feine Röllchen schneiden.
2 Die Papaya in einer Schüssel mit Sesamöl, Limettensaft, Frühlingszwiebeln, Kokosblütenzucker und etwas Salz und Pfeffer vermischen. Die Salsa ziehen lassen.
3 Währenddessen das Hähnchenfilet in Stücke schneiden.
4 Sesam und Kokosraspel auf einem Teller miteinander vermischen. Das Mehl auf einen weiteren Teller geben. Die Eier in einem tiefen Teller aufschlagen und verquirlen.
5 Die Hähnchenstücke im Mehl wenden, dann durch das Ei ziehen und zum Schluss in der Sesam-Kokos-Mischung wälzen.
6 Das Kokosöl in einer Pfanne erhitzen und die Hähnchenstücke darin rundherum braun braten. Das Fleisch mit der Papayasalsa servieren.

PAPRIKA-ERDNUSS-HUHN

400 g Hähnchenbrustfilet | 1 Zwiebel | 1 rote Paprika | 1 gelbe Paprika | 1 EL Kokosöl | 1 TL Paprikapulver | 1 TL Kurkuma | 200 ml Hühnerbrühe | 100 ml Kokosmilch | 1 Handvoll Erdnüsse (geröstet, gesalzen) | 1 TL getrockneter Thymian | Salz | Pfeffer

Für 2 Portionen | 30 Min. Zubereitung
Pro Portion 540 kcal, 19 g KH, 54 g P, 24 g F

1 Das Hähnchenfleisch in Stücke schneiden.
2 Die Zwiebel schälen und würfeln. Die Paprikaschoten waschen, entkernen und in dünne Streifen schneiden.

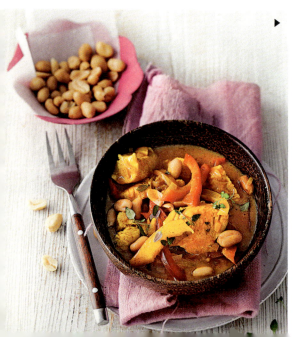

FLEISCH, FISCH, GEMÜSE UND PASTA

3 Das Kokosöl in einem Topf erhitzen und die Zwiebeln und Paprika darin anbraten. Paprikapulver und Kurkuma einstreuen, die Hühnerbrühe und Kokosmilch angießen und aufkochen.
4 Die Hähnchenstücke in die Sauce geben und etwa 10 Minuten garen lassen.
5 Die Erdnüsse untermischen. Die Sauce mit Thymian, Salz und Pfeffer abschmecken und sofort servieren.

TERIYAKI-HÜHNCHEN MIT SÜSSKARTOFFELPÜREE

1 Zitrone (Bioqualität) | 1 rote Chilischote | 4 EL dunkle Sojasauce | 2 TL Honig | 1 TL gemahlener Koriander | Salz | Pfeffer | 2 Hähnchenbrustfilets (je etwa 150 g) | 500 g Süßkartoffeln | 400 ml Kokosmilch | 1 Handvoll frischer Koriander

Für 2 Portionen | 45 Min. Zubereitung
Pro Portion 800 kcal, 59 g KH, 45 g P, 43 g F

1 Den Backofen auf 160 °C (Umluft 140 °C) vorheizen.
2 Die Zitrone heiß waschen, abtrocknen und die Schale abreiben. Die Chili langs halbieren, entkernen und klein schneiden.
3 1 EL Zitronenschale, Chili, Sojasauce, Honig, Koriander sowie Salz und Pfeffer vermischen. Die Hähnchenbrustfilets mit dieser Marinade bestreichen und in eine Auflaufform legen. 15–20 Minuten im Ofen garen.
4 Inzwischen die Süßkartoffeln schälen, in Würfel schneiden und mit der Kokosmilch in einen Topf geben. Das Ganze etwa 15 Minuten köcheln lassen, bis die Süßkartoffeln gar sind. Anschließend die Süßkartoffeln mit einem Kartoffelstampfer zerdrücken (alternativ: pürieren). Mit Salz und Pfeffer abschmecken.
5 Den Koriander waschen, trocken schütteln und fein hacken.
6 Die Hähnchenfilets mit dem Süßkartoffelpüree auf Tellern anrichten, mit Koriander bestreuen und servieren.

VARIANTE
Wenn Sie keine Süßkartoffeln bekommen, können Sie für das Püree auch normale Kartoffeln verwenden. Sie harmonieren ebenfalls mit Kokosmilch. Oder Sie mischen je zur Hälfte Kartoffeln und Topinambur.

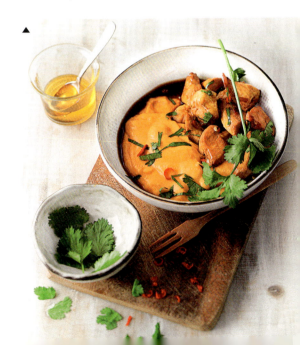

THAI-GARNELENCURRY

1 Paprika | 200 g Zuckerschoten | 2 Frühlings-
zwiebeln | 1 cm Ingwer | 1 Knoblauchzehe |
1 rote Chilischote | 2 EL Kokosöl | 400 g Gar-
nelen (küchenfertig) | 100 ml Gemüsebrühe |
200 ml Kokosmilch | 1 EL Currypulver | 1 TL Kur-
kuma | 2 EL Limettensaft | 1 Bund Koriander |
Salz | Pfeffer

Für 2 Portionen | 40 Min. Zubereitung
Pro Portion 566 kcal, 21 g KH, 41 g P, 31 g F

1 Die Paprika waschen, entkernen und in Streifen schneiden. Die Zuckerschoten und die Frühlingszwiebeln waschen, die Frühlingszwiebeln in
Ringe schneiden.

2 Den Ingwer und den Knoblauch schälen und
fein hacken. Die Chilischote waschen, längs halbieren, entkernen und hacken.

3 Das Kokosöl in einem Topf erhitzen und die
Paprikastreifen sowie die Zuckerschoten darin
etwa 4 Minuten anbraten. Die Garnelen, den
Ingwer, den Knoblauch und die Frühlingszwiebeln zugeben und mitbraten.

4 Alles mit Gemüsebrühe und Kokosmilch ablöschen und aufkochen. Mit Currypulver, Limettensaft und Chilischote würzen und 5 Minuten
köcheln lassen.

5 Währenddessen den Koriander waschen, trocken schütteln und fein hacken.

6 Das Curry mit Salz und Pfeffer abschmecken
und mit Koriander bestreut servieren.

LACHSTALER MIT BLUMEN-KOHL-KOKOS-PÜREE

400 g Blumenkohl | 400 g Wildlachs | 2 Scha-
lotten | 1 Knoblauchzehe | 3 Eier | 2 EL Senf |
1 EL Kokosmehl | ½ TL Paprikapulver |
½ TL Kurkuma | 1 TL Oregano | Salz | Pfeffer |
100 ml Kokosmilch | 2 EL Kokosöl

Für 2 Portionen | 40 Min. Zubereitung
Pro Portion 577 kcal, 12 g KH, 58 g P, 32 g F

1 Den Blumenkohl in Röschen teilen und in
Salzwasser 10–15 Minuten kochen.

2 Währenddessen den Wildlachs in sehr kleine
Würfel schneiden.

3 Die Schalotten und den Knoblauch schälen
und fein würfeln. Den Lachs mit den Schalotten,
dem Knoblauch, den Eiern, dem Senf und dem
Kokosmehl gut vermischen. Mit Paprikapulver,
Kurkuma, Oregano, Salz und Pfeffer abschmecken. Kurz ziehen lassen.

4 Den Blumenkohl abgießen und mit der Kokosmilch pürieren. Mit Salz und Pfeffer würzen.

5 Aus der Lachsmasse 4 Taler formen und in einer Pfanne im heißen Kokosöl von beiden Seiten braun braten. Die Lachstaler mit dem Blu-
menkohl-Kokos-Püree servieren.

VARIANTE

Für eine vegetarische Variante können Sie den
Lachs durch die gleiche Menge an Tofu ersetzen,
zum Beispiel Räuchertofu.

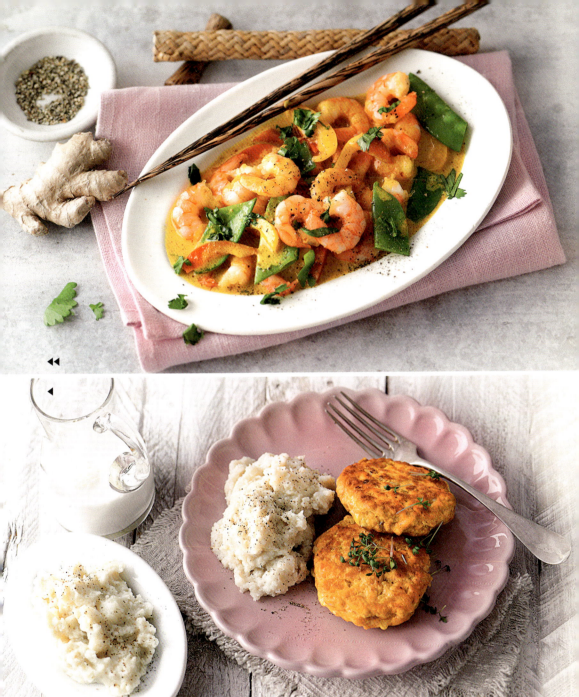

LACHS MIT AVOCADO-KOKOS-CREME

300 g Hokkaidokürbis | 2 EL Olivenöl | Salz | Pfeffer | 1 Avocado | 200 ml Kokosmilch | 1 EL indische Korma-Currypaste / 1 TL Currypulver | 2 EL Kokosöl | 400 g Lachsfilet

Für 2 Portionen | 40 Min. Zubereitung
Pro Portion 911 kcal, 24 g KH, 48 g P, 63 g F

1 Den Backofen auf 200 °C (Umluft 180 °C) vorheizen.

2 Den Hokkaidokürbis waschen, entkernen und in Würfel schneiden. Mit Olivenöl, Salz und Pfeffer in einer Schüssel vermischen und dann auf einem mit Backpapier ausgelegten Backblech verteilen. Den Hokkaidokürbis im Rohr etwa 30 Minuten backen.

3 Die Avocado halbieren, entkernen und das Fruchtfleisch mit einer Gabel zerdrücken.

4 Die Kokosmilch in einem Topf erwärmen, die Currypaste und die Avocado zugeben und alles pürieren. Mit Salz und Pfeffer würzen.

5 Das Kokosöl in einer Pfanne erhitzen und das Lachsfilet darin von beiden Seiten etwa 3 Minuten braten.

6 Den Lachs mit dem gebackenen Kürbis und der Avocado-Kokos-Sauce servieren.

VARIANTE

Der Lachs lässt sich in diesem Rezept durch jedes andere Fischfilet ersetzen, etwa durch Rotbarsch-, Schwertfisch- oder Meerbrassenfilet.

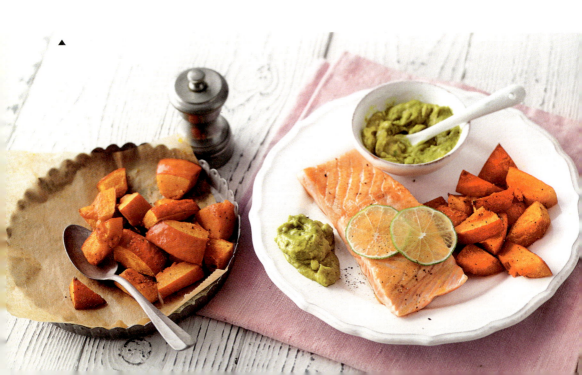

FLEISCH, FISCH, GEMÜSE UND PASTA

FISH AND CHIPS

400 g Kartoffeln | 2 EL Olivenöl | Salz | 2 Eier |
200 ml Kokosmilch | 100 g gemahlene Mandeln | 400 g Seelachsfilet | 2 EL Kokosöl | Ketchup nach Belieben

Für 2 Portionen | 45 Min. Zubereitung
Pro Portion 1048 kcal, 51 g KH, 59 g P, 63 g F

1 Den Backofen auf 200 °C (Umluft 180 °C) vorheizen.

2 Die Kartoffeln schälen, in Stifte schneiden und in einer großen Schüssel mit dem Olivenöl und Salz vermischen. Dann die Stifte auf ein mit Backpapier ausgelegtes Backblech legen und ca. 30 Minuten im Ofen backen, bis sie die gewünschte Bräune erreicht haben.

3 Inzwischen die Eier aufschlagen und gut mit der Kokosmilch verquirlen. Die gemahlenen Mandeln auf einen Teller geben.

4 Den Seelachs abbrausen, trocken tupfen und in mundgerechte Stücke schneiden. Erst in der Ei-Kokosmilch-Mischung und dann in den gemahlenen Mandeln wenden.

5 Das Kokosöl in einer Pfanne erhitzen und die Fischfiletstücke von beiden Seiten braun braten.

6 Fisch und Pommes zusammen mit Ketchup servieren.

VARIANTE

Dem englischen Original ähnlicher wird das Gericht, wenn Sie die Fischstücke vor dem Panieren in einer Marinade aus Obstessig, Salz und Pfeffer ziehen lassen.

HEILBUTT MIT MACADAMIA-KRUSTE

1–2 EL rote Currypaste | 400 ml Kokosmilch |
Salz | Pfeffer | 100 g Macadamianüsse | 1 Ei |
400 g Heilbuttfilet | 1 Handvoll Petersilie

Für 2 Portionen | 40 Min. Zubereitung
Pro Portion 960 kcal, 11 g KH, 45 g P, 81 g F

1 Den Backofen auf 200 °C (Umluft 180 °C) vorheizen.

2 Die Currypaste in einem Topf bei mittlerer Hitze anrösten, mit der Kokosmilch ablöschen. Einmal aufkochen lassen, dann mit Salz und Pfeffer abschmecken und 10 Minuten einköcheln lassen.

3 Währenddessen die Macadamianüsse fein hacken und auf einem Teller verteilen.

4 Das Ei in einem tiefen Teller aufschlagen und verquirlen.

5 Die Fischfilets durch das Ei ziehen und anschließend in den Nüssen wälzen, dabei diese etwas andrücken. Die Fischfilets auf ein mit Backpapier ausgelegtes Backblech legen und 12–14 Minuten im Ofen garen.

6 Inzwischen die Petersilie waschen, trocken schütteln und fein hacken.

7 Den Heilbutt mit der Petersilie bestreuen und mit der Kokossauce servieren.

VARIANTE

Statt Heilbutt können Sie für dieses Gericht auch Scholle oder Seezunge verwenden.

SÜSSKARTOFFEL-KOKOS-CURRY

2 cm Ingwer | 3 Schalotten | 1 Knoblauchzehe | 2 EL Kokosöl | 2 EL rote Currypaste | 200 ml Gemüsebrühe | 200 ml Kokosmilch | 600 g Süßkartoffeln | 1 Stange Lauch | 100 g Karotten | Salz | Pfeffer | 1 Handvoll Petersilie | 40 g Cashewnüsse, geröstet und gesalzen

Für 2 Portionen | 50 Min. Zubereitung
Pro Portion 772 kcal, 81 g KH, 16 g P, 42 g F

1 Den Ingwer, die Schalotten und den Knoblauch schälen und alles fein würfeln. Das Kokosöl in einem Topf erhitzen und den Ingwer, die Schalotten und den Knoblauch darin anschwitzen. Dann die Currypaste zugeben und mitrösten.
2 Mit Gemüsebrühe und Kokosmilch ablöschen und das Ganze 20 Minuten köcheln lassen.
3 Inzwischen die Süßkartoffeln schälen und in 2 cm große Würfel schneiden. Den Lauch waschen und in Ringe schneiden. Die Karotten schälen und in dünne Scheiben schneiden.
4 Die Süßkartoffeln in kochendem Salzwasser 8 Minuten garen. Nach 5 Minuten den Lauch und die Karotten zugeben. Das Gemüse abgießen und zur Kokossauce geben. Mit Salz und Pfeffer abschmecken.
5 Die Petersilie waschen, trocken schütteln und fein hacken.
6 Das Curry mit den Cashewnüssen und der Petersilie bestreut servieren.

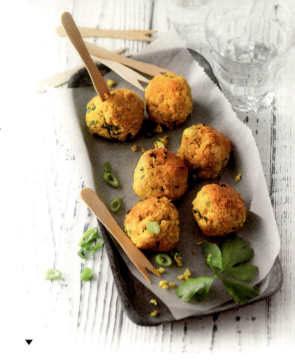

TOFU-KOKOS-BÄLLCHEN

400 g Tofu | 3 Frühlingszwiebeln | 1 Handvoll Petersilie | 2 Knoblauchzehen | 2 cm Ingwer | 1 Zitrone (Bioqualität) | 50 g Kokosraspel | 2 EL Sojasauce | 1 TL Kokosblütenzucker | 1 TL Currypulver | Salz | 1 Ei | 2 EL Kokosmehl | 2 EL Kokosöl

Für 2 Portionen | 55 Min. Zubereitung
Pro Portion 635 kcal, 9 g KH, 41 g P, 44 g F

1 Den Tofu trocken tupfen und mit einer Gabel fein zerdrücken.
2 Die Frühlingszwiebeln waschen und in feine Ringe schneiden. Die Petersilie waschen, trocken schütteln und fein hacken. Den Knoblauch und den Ingwer schälen und beide fein hacken.

FLEISCH, FISCH, GEMÜSE UND PASTA

3 Die Zitrone heiß abwaschen, trocknen und die Schale abreiben.

4 In einer Schüssel den zerdrückten Tofu, die Kokosraspel, Sojasauce, Frühlingszwiebeln, Petersilie, den Knoblauch, Kokosblütenzucker, 1 EL Zitronenschale, den Ingwer, das Currypulver, Salz, Ei und Kokosmehl zu einer festen, geschmeidigen Masse verkneten. Daraus Bällchen mit etwa 2,5 cm Durchmesser formen.

5 Das Kokosöl in einer Pfanne erhitzen. Die Bällchen darin rundum ausbacken und sofort servieren. Dazu passt der Karotten-Apfel-Salat von Seite 88.

GEBACKENE TOMATEN

2 Knoblauchzehen | 1 rote Chilischote | 1 daumengroßes Stück Ingwer | 12 mittelgroße Tomaten (etwa 1300 g) | ½ TL Chiliflocken | 1 TL gemahlener Koriander | 1 TL Kurkuma | ½ TL Kreuzkümmel | ½ TL Kardamom | 1 TL Salz | 2 EL Kokosöl | 200 ml Kokosmilch | 1 Handvoll frischer Koriander

Für 2 Portionen | 40 Min. Zubereitung
Pro Portion 413 kcal, 25 g KH, 9 g P, 30 g F

1 Den Knoblauch schälen und klein hacken. Die Chilischote halbieren, entkernen und in Halbringe schneiden. Den Ingwer schälen und in sehr dünne Scheiben schneiden.

2 Die Tomaten waschen, die Stielansätze herausschneiden, 5 Tomaten in kleine Würfel schneiden. Die restlichen Tomaten halbieren.

3 Die Gewürze und das Salz in einer Schüssel miteinander vermischen. Das Kokosöl in einer Pfanne erhitzen, dann Knoblauch, Chili und Ingwer darin anbraten. Die Gewürzmischung zugeben und unter Rühren anrösten.

4 Die gewürfelten Tomaten und 200 ml Wasser in die Pfanne geben und alles gut verrühren. Die restlichen Tomaten mit der Schnittfläche nach unten in die Sauce legen und in 7–8 Minuten leicht köchelnd garen. Die Tomaten wenden und noch einmal 2–3 Minuten weitergaren.

5 Die Kokosmilch in die Pfanne geben und die Sauce leicht köchelnd etwas eindicken lassen.

6 Währenddessen den Koriander waschen, trocken schütteln und fein hacken. Die Tomaten mit dem Koriander bestreuen und servieren.

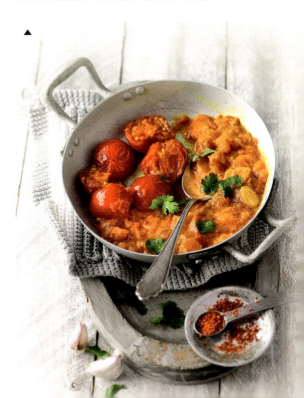

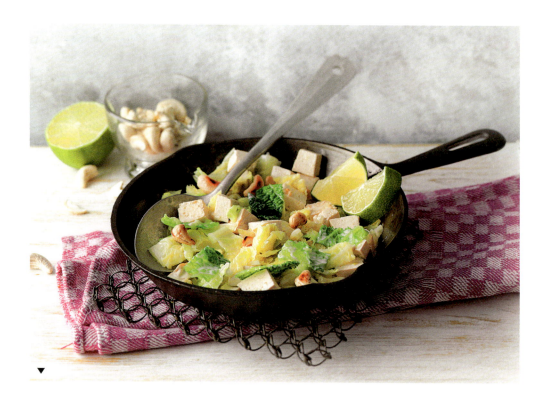

WIRSING-TOFU-PFANNE MIT KOKOSMILCH

½ Wirsing | 1 kleine Zwiebel | 1 Knoblauchzehe | 300 g Tofu | 1 EL Kokosöl | 400 ml Kokosmilch | Cayennepfeffer | Saft von ½ Limette | Salz | Pfeffer | 50 g Cashewnüsse

Für 2 Portionen | 20 Min. Zubereitung
Pro Portion 875 kcal, 25 g KH, 38 g P, 66 g F

1 Die unschönen Blätter des Wirsings entfernen, dann den Wirsing klein schneiden.

2 Die Zwiebel schälen und würfeln. Den Knoblauch ebenfalls schälen und fein hacken. Den Tofu würfeln. Das Kokosöl in einer Pfanne erhitzen und die Zwiebeln darin glasig anschwitzen. Den Tofu zugeben und mitbraten. Knoblauch und Wirsing zufügen und kurz anbraten.

3 Alles mit der Kokosmilch ablöschen und 5 Minuten auf kleiner Flamme köcheln lassen. Dann mit Cayennepfeffer, dem Limettensaft, Salz und Pfeffer abschmecken.

4 In einer Pfanne die Cashewnüsse ohne Fett rösten. Die Wirsing-Tofu-Pfanne mit den Nüssen bestreut servieren.

LINSEN-KOKOS-CURRY

3 Karotten | 2 cm Ingwer | 1 Knoblauchzehe | 3 Frühlingszwiebeln | 1 EL Kokosöl | 1 TL rote Currypaste | 120 g Tellerlinsen | 300 ml Gemüsebrühe | 200 ml Kokosmilch | Salz | Pfeffer | 1 EL Zitronensaft | 1 Handvoll Petersilie

Für 2 Portionen | 45 Min. Zubereitung
Pro Portion 505 kcal, 45 g KH, 25 g P, 26 g F

1 Die Karotten schälen und klein würfeln. Den Ingwer und den Knoblauch schälen und fein hacken. Die Frühlingszwiebeln waschen und in Röllchen schneiden.

2 Das Kokosöl in einer Pfanne erhitzen und die Currypaste darin etwas anrösten. Die Karotten, den Ingwer und den Knoblauch zugeben und mitdünsten.

3 Die Linsen zufügen und mit Gemüsebrühe und Kokosmilch aufgießen. Alles etwa 20 Minuten köcheln lassen. Die Frühlingszwiebeln zugeben und das Ganze mit Salz, Pfeffer und Zitronensaft abschmecken.

4 Die Petersilie waschen, trocken schütteln und fein hacken. Das Curry mit der Petersilie bestreut servieren.

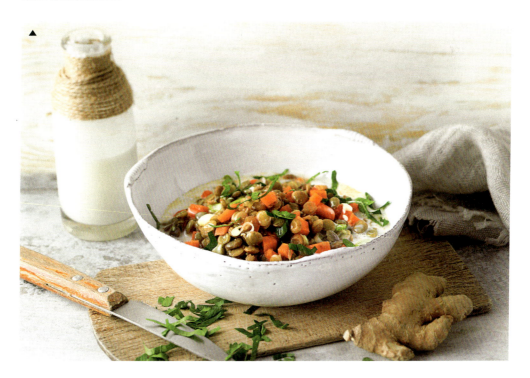

ÜBERBACKENER KOKOS-GEMÜSE-AUFLAUF

200 g Brokkoli | 300 g Blumenkohl | 200 g Brechbohnen | 1 Karotte | Salz | 1 Handvoll Champignons | 1 rote Paprika | ½ Zucchini | 1 EL Kokosöl | 200 ml Kokosmilch | 2 Eier | Pfeffer | Oregano | 1 Kugel Mozzarella

Für 2 Portionen | 60 Min. Zubereitung
Pro Portion 643 kcal, 26 g KH, 34 g P, 42 g F

1 Den Backofen auf 220 °C (Umluft 200 °C) vorheizen.

2 Den Brokkoli und den Blumenkohl waschen und in Röschen teilen. Die Bohnen waschen und die Enden abschneiden. Die Karotte schälen und in 0,5 cm dicke Scheiben schneiden.

3 Das vorbereitete Gemüse in ausreichend Salzwasser etwa 5 Minuten kochen, abgießen und in eine Auflaufform geben.

4 Die Champignons putzen und in Scheiben schneiden, die Paprika waschen, halbieren, entkernen und in Würfel schneiden. Die Zucchini waschen, putzen und in Scheiben schneiden. Das Kokosöl in einer Pfanne erhitzen und die Champignons, Paprikawürfel und Zucchini darin 5 Minuten braten. Anschließend zum Gemüse in der Auflaufform geben.

5 Die Kokosmilch mit den Eiern verquirlen, mit Salz, Pfeffer und etwas Oregano würzen und gleichmäßig über das Gemüse in der Auflaufform gießen. Den Mozzarella in dünne Scheiben schneiden und über dem Gemüse verteilen.

6 Die Auflaufform für 25 Minuten in den Backofen stellen, bis der Mozzarella braun wird. Den Auflauf sofort servieren und genießen.

AUBERGINEN-PAPRIKA-CURRY MIT KOKOSMILCH

1 Zwiebel | 2 Paprika | 500 g Auberginen | 1 TL Kokosöl | 1 EL rote Currypaste | 1 EL Currypulver | 1 EL Kokosblütenzucker | 400 ml Kokosmilch | Salz | Pfeffer | 1 Handvoll frischer Koriander

Für 2 Portionen | 40 Min. Zubereitung
Pro Portion 590 kcal, 35 g KH, 10 g P, 44 g F

1 Die Zwiebel schälen und in Scheiben schneiden. Die Paprika waschen, halbieren, entkernen und in Würfel schneiden. Die Aubergine waschen und ebenfalls würfeln.

2 Das Kokosöl in einer Pfanne erhitzen und das Gemüse darin anbraten.

3 Die Currypaste in die Pfanne geben und kurz mitrösten, dann das Currypulver, den Kokosblütenzucker und die Kokosmilch zugeben und das Ganze einmal aufkochen. Das Gemüse salzen, pfeffern und bei mittlerer Hitze etwa 10 Minuten köcheln lassen.

4 Währenddessen den Koriander waschen, trocken schütteln und fein hacken. Das Curry mit dem Koriander bestreut servieren.

SPINATCURRY

250 g Blattspinat, frisch oder TK-Ware | 500 g Hokkaidokürbis | 2 EL Olivenöl | 1 Zwiebel | 200 g Champignons | 2 cm Ingwer | 2 EL Kokosöl | 400 ml gehackte Tomaten (Dose) | 6 EL Kokosmilch | 1 EL Currypulver | 1 Prise Kreuzkümmel | Salz | Pfeffer | 40 g Cashewkerne, geröstet und gesalzen

Für 2 Portionen | 45 Min. Zubereitung
Pro Portion 535 kcal, 41 g KH, 18 g P, 26 g F

1 Den Backofen auf 180 °C (Umluft 160 °C) vorheizen.
2 Frischen Spinat waschen und abtropfen lassen, TK-Spinat auftauen.
3 Den Kürbis waschen, entkernen und in kleinere Würfel schneiden. Auf einem mit Backpapier ausgelegten Backblech verteilen, mit dem Olivenöl beträufeln und für 20 Minuten in den Ofen stellen.
4 Inzwischen die Zwiebel schälen und hacken. Die Champignons putzen und in Scheiben schneiden. Den Ingwer schälen und fein hacken.
5 Das Kokosöl in einer Pfanne erhitzen und die Zwiebeln darin glasig dünsten. Die Champignonscheiben und den Ingwer zugeben und mitbraten. Dann den Spinat in die Pfanne geben und untermischen.
6 Die gehackten Tomaten und die Kokosmilch zufügen, mit Curry, Kreuzkümmel, Salz und Pfeffer würzen und alles zusammen etwa 10 Minuten köcheln lassen. Dann den gebackenen Kürbis untermengen.
7 Das Curry mit den Cashewkernen bestreut servieren.

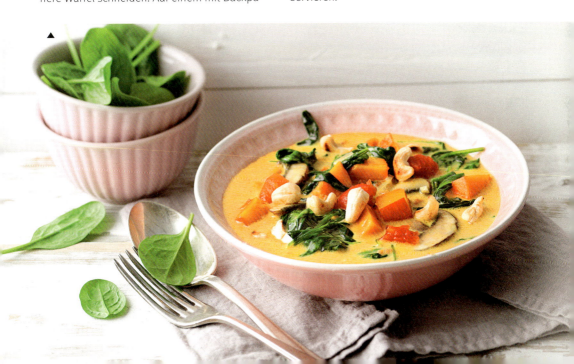

SCHWEINEMEDAILLONS MIT KOKOS-KAROTTEN-PASTA

150 g Nudeln nach Belieben | 250 g Karotten | 1 kleine Zwiebel | 1 Knoblauchzehe | 1 EL Kokosöl | 300 g Schweinemedaillons | Salz | Pfeffer | 2 EL Currypulver | 200 ml Kokosmilch | 1 Bund Petersilie | 2 EL Zitronensaft

Für 2 Portionen | 45 Min. Zubereitung
Pro Portion 744 kcal, 68 g KH, 44 g P, 31 g F

1 Die Nudeln nach Packungsanleitung al dente kochen.
2 Die Karotten schälen und in Würfel schneiden. Die Zwiebel schälen und in Ringe schneiden. Die Knoblauchzehe ebenfalls schälen und fein hacken.
3 Das Kokosöl in einer Pfanne erhitzen und die Medaillons von jeder Seite etwa 3 Minuten braten, dann salzen und pfeffern, aus der Pfanne nehmen und warm stellen.
4 Die Karotten, die Zwiebeln und den Knoblauch ins Bratfett geben, das Currypulver einstreuen und alles etwa 3 Minuten anschwitzen. Mit der Kokosmilch ablöschen und 5 Minuten köcheln lassen. Die Nudeln untermischen.
5 Die Petersilie waschen, trocken schütteln und fein hacken.
6 Die Kokos-Karotten-Pasta mit Zitronensaft, Salz und Pfeffer abschmecken. Die Medaillons auf zwei Tellern anrichten, die Pasta daneben verteilen und das Ganze mit Petersilie bestreut servieren.

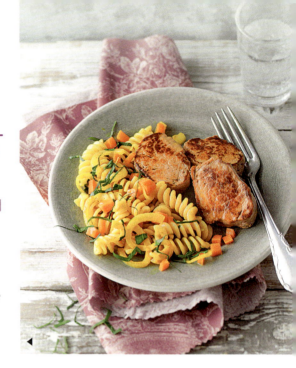

KOKOSNUDELN MIT SPITZKOHL

150 g Nudeln nach Belieben | 1 Zwiebel | 1 Knoblauchzehe | 1 cm Ingwer | 2 Karotten | 250 g Spitzkohl | 1 EL Kokosöl | 200 ml Kokosmilch | 100 ml Gemüsebrühe | 2 EL Erdnussmus | Salz | Pfeffer | Sambal Oelek | ½ Limette

Für 2 Portionen | 30 Min. Zubereitung
Pro Portion 693 kcal, 74 g KH, 19 g P, 33 g F

1 Die Nudeln nach Packungsanleitung al dente kochen.
2 Die Zwiebel schälen, halbieren und in Halbringe schneiden. Den Knoblauch und den Ingwer schälen und beide fein hacken. Die Karotten

FLEISCH, FISCH, GEMÜSE UND PASTA

schälen und in dünne Stifte schneiden. Den Spitzkohl in feine Streifen schneiden.
3 Das Kokosöl in einer Pfanne erhitzen und zuerst die Karottenstifte darin etwa 4 Minuten braten. Die Zwiebeln, den Knoblauch, den Spitzkohl und Ingwer zugeben und mitdünsten. Das Ganze mit der Kokosmilch und der Gemüsebrühe ablöschen und kurz aufkochen.
4 Das Erdnussmus unterrühren und alles mit Salz, Pfeffer und Sambal Oelek abschmecken. Die Nudeln untermischen.
5 Die Kokosnudeln auf zwei Tellern verteilen. Die Limette in Spalten schneiden und zu den Nudeln servieren.

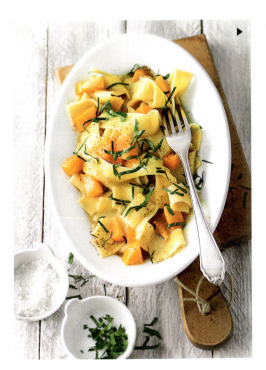

PASTA MIT KOKOS-PFIRSICH-SAUCE

150 g Tagliatelle | 200 ml Kokosmilch | 2 EL Naturjoghurt | 1 TL Currypulver | 1 Prise Chilipulver | 1 TL Kokosblütenzucker | Salz | Pfeffer | 2 Pfirsiche | 1 Handvoll Petersilie

Für 2 Portionen | 20 Min. Zubereitung
Pro Portion 540 kcal, 74 g KH, 13 g P, 21 g F

1 Die Nudeln nach Packungsanleitung al dente kochen.
2 Die Kokosmilch in einem kleinen Topf erwärmen. Den Joghurt unterrühren und mit den Gewürzen abschmecken.
3 Die Pfirsiche blanchieren, schälen, entkernen und in kleine Würfel schneiden. Die Pfirsichwürfel 10 Minuten in der Sauce garen.
4 Währenddessen die Petersilie waschen, trocken schütteln und fein hacken.
5 Die Nudeln mit der Sauce vermischen und auf zwei Teller verteilen. Die Pasta mit Petersilie bestreut servieren.

TIPP

ZUSÄTZLICH SCHARF
Wenn Sie gern scharf essen, können Sie mit den Pfirsichwürfeln etwas Currypaste in die Kokosmilch rühren und mitgaren.

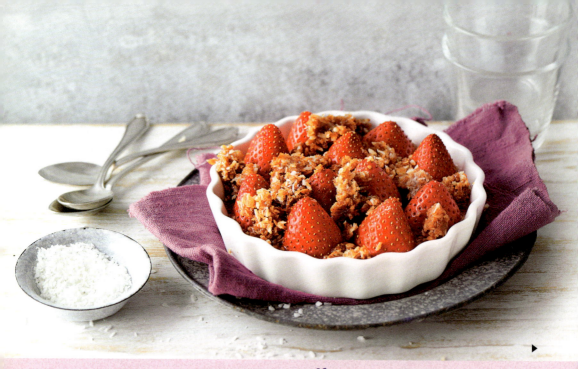

DESSERTS UND GEBÄCK FÜR NASCHKATZEN

Kein Festessen ohne Dessert! Und was wäre eine schön gedeckte Kaffeetafel ohne Kuchen? Damit sich die süßen Sünden am nächsten Tag nicht gleich auf der Waage bemerkbar machen, sind unsere Rezepte auf den nächsten Seiten mit viel Kokos angereichert, das Ihnen beim Abnehmen hilft. Als Süßungsmittel verwenden wir Kokosblütenzucker. Er schmeckt nicht nach Kokos, sondern eher karamellartig und hat einen besonders niedrigen Schmelzpunkt, weswegen er schnell auf der Zunge zergeht. Dieser Zucker lässt sich daher perfekt in Süßspeisen verarbeiten, er verfeinert aber auch herzhafte Saucen oder Dressings. Kokosblütenzucker hat ungefähr die gleiche Süßkraft wie Haushaltszucker. Deshalb lässt er sich auch für eigene Rezepte verwenden. Zu unseren Kuchen passt sehr gut ein Kaffee mit Kokosöl. Das Rezept steht auf Seite 73.

DESSERTS UND GEBÄCK FÜR NASCHKATZEN

ERDBEER-KOKOS-CRUMBLE

300 g Erdbeeren | 50 g Kokosblütenzucker |
2 EL Limettensaft | 50 g Mehl | 50 g Kokosras-
pel | 50 g Butter | 2 EL Zucker

Für 4 Portionen | 30 Min. Zubereitung
Pro Portion 313 kcal, 30 g KH, 3 g P, 19 g F

1 Den Backofen auf 190 °C (Umluft 170 °C)
vorheizen.

2 Die Erdbeeren waschen, die Stielansätze ab-
zupfen und die Erdbeeren halbieren. In eine
Schüssel geben und mit Kokosblütenzucker und
Limettensaft 10 Minuten ziehen lassen.

3 Mehl, Kokosraspel, Butter und Zucker verkneten, bis sich grobe Streusel bilden.

4 Die Erdbeeren in eine feuerfeste Form geben
und die Streusel darauf verteilen. 20–25 Minuten im Ofen backen. Warm servieren.

APFELPUDDING

3 Äpfel | 1 EL Kokosöl | 3 EL Honig | 1 TL Zitro-
nensaft | 3 TL Zimt | 240 ml Kokosmilch |
½ Avocado | 1 EL Gelatine

Für 4 Portionen | 100 Min. Zubereitung
Pro Portion 292 kcal, 16 g KH, 4 g P, 29 g F

1 Die Äpfel schälen, entkernen und in Würfel
schneiden. Zusammen mit dem Kokosöl, dem
Honig, dem Zitronensaft und 1 TL Zimt in einem
kleinen Topf bei mittlerer Hitze etwa 15 Minuten
schmoren lassen.

2 Den Topf vom Herd nehmen, 1 EL Wasser zugeben und bei Bedarf den karamellisierten Satz
vom Boden kratzen.

3 Die Mischung mit der Kokosmilch, dem
Avocadofleisch und 2 TL Zimt mit einem Pürierstab fein pürieren.

4 Die Gelatine in einer kleinen Schüssel mit
2 EL lauwarmem Wasser zu einer Paste verrühren und unter die Masse rühren.

5 Den Pudding auf 4 Schälchen aufteilen und
vor dem Servieren mindestens 1 Stunde in den
Kühlschrank stellen.

ZITRONEN-KOKOSRIEGEL

2 Zitronen (Bioqualität) | 270 g Datteln |
240 g gemahlene Mandeln | 150 g Kokos-
flocken | 1 Prise Salz

Für 16 Stück | 75 Min. Zubereitung
Pro Stück 192 kcal, 13 g KH, 5 g P, 14 g F

1 Die Zitronen heiß abwaschen, trocken tupfen,
die Schale abreiben und den Saft einer halben
Zitrone auspressen.

2 Die Zitronenschale, 2 EL Zitronensaft und die
Datteln mit den gemahlenen Mandeln in einen
Mixer geben und einen Teig daraus bereiten.
Den Teig in eine Schüssel füllen und die Kokos-
flocken sowie das Salz untermischen.

3 Die Masse auf ein mit Backpapier ausgeleg-
tes Backblech streichen und andrücken. Das
Blech 1 Stunde in den Kühlschrank stellen. Die
Masse dann in Stücke schneiden.

KOKOS-MOUSSE-AU-CHOCOLAT

60 g Zartbitterschokolade | 3 EL Kokosöl | 1 Ei | 2 EL Kokosblütenzucker | 60 ml Kokosmilch | 1 TL Gelatine | 2 EL Kokosflocken

Für 2 Portionen | 260 Min. Zubereitung
Pro Portion 517 kcal, 14 g KH, 11 g P, 46 g F

1 Die Zartbitterschokolade zusammen mit dem Kokosöl im Wasserbad langsam schmelzen lassen und verrühren. Etwas abkühlen lassen.
2 Das Ei trennen. Das Eigelb mit 1 EL Kokosblütenzucker schaumig rühren, das Eiweiß mit 1 EL Kokosblütenzucker steif schlagen.
3 Die Kokosmilch in einem Topf erhitzen und die Gelatine darin auflösen.
4 Die Schokoladenmasse, das Eigelb, das Eiweiß und die Kokosmilch vorsichtig zu einer homogenen Masse verrühren, dann etwa 4 Stunden im Kühlschrank ruhen lassen.
5 Die Mousse mit den Kokosflocken bestreut servieren.

KOKOSCREME

1,5 Blätter Gelatine | 120 ml Kokosmilch | 15 g Kokosraspel | 30 g Kokosblütenzucker | 1 Päckchen Vanillezucker | 1 EL Zitronensaft | 250 ml Schlagsahne

Für 4 Portionen | 175 Min. Zubereitung
Pro Portion 311 kcal, 13 g KH, 3 g P, 27 g F

1 Die Gelatine 10 Minuten in einer Schüssel mit kaltem Wasser einweichen.
2 Die Kokosmilch, die Kokosraspel, den Kokosblütenzucker, Vanillezucker und Zitronensaft in einer kleinen Pfanne aufkochen, von der Herdplatte nehmen und die gut ausgedrückte Gelatine einrühren. Die Masse etwa 40 Minuten bei Zimmertemperatur auskühlen lassen.
3 Die Sahne steif schlagen und vorsichtig unter die Masse heben. Die Creme für mindestens 2 Stunden in den Kühlschrank stellen.
4 Von der Kokoscreme mit einem Esslöffel Nocken abstechen, auf Tellern anrichten und sofort servieren.

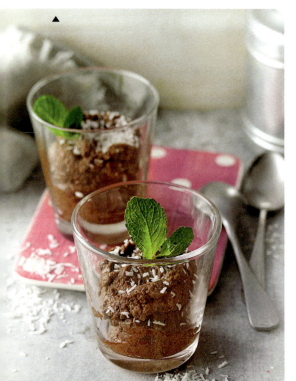

KOKOSEIS

1 Vanilleschote | 300 ml Kokosmilch | 75 g Kokosblütenzucker | 20 g Kokosraspel | 1 Limette (Bioqualität)

Für 2 Portionen | 250 Min. Zubereitung
Pro Portion 506 kcal, 42 g KH, 4 g P, 35 g F

1 Die Vanilleschote längs halbieren und das Mark mit einem Messer herauskratzen.
2 Die Kokosmilch mit dem Kokosblütenzucker und dem Vanillemark in einen Topf geben und aufkochen lassen. Dann die Kokosraspel untermischen.
3 Die Limette heiß abwaschen und die Schale abreiben. Den Saft auspressen. Schale und Saft zur Kokosmilch geben.
4 Die Mischung abkühlen lassen und in eine Schüssel füllen. Dann etwa 4 Stunden ins Gefrierfach stellen, dabei alle 20–40 Minuten gut umrühren, damit sie cremig gefriert.

KAROTTEN-MUFFINS

50 g Walnusskerne | 120 g gemahlene Mandeln | 60 g Kokosraspel | 1 TL Backpulver | 1 TL gemahlene Nelken | 3 TL Zimt | 1 cm Ingwer | 1 Karotte (etwa 120 g) | 50 g Datteln | 30 g Kokosöl | 2 Eier | 3 EL Honig | 1 Prise Salz
Außerdem: 8 Muffinförmchen

Für 8 Stück | 35 Min. Zubereitung
Pro Stück 286 kcal, 7 g KH, 7 g P, 28 g F

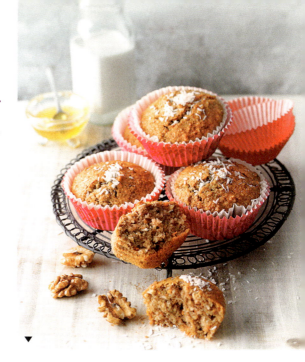

1 Den Backofen auf 180 °C (Umluft 160 °C) vorheizen.
2 Die Walnüsse grob hacken. Die gemahlenen Mandeln, die Kokosraspel, das Backpulver, die gemahlenen Nelken, Zimt und Walnüsse in einer Schüssel miteinander vermischen.
3 Den Ingwer schälen und klein hacken. Die Karotte in feine Streifen hobeln. Die Datteln klein hacken.
4 Das Kokosöl in einer Schüssel im Wasserbad oder in der Mikrowelle schmelzen lassen und mit den Eiern, dem Honig, dem Ingwer, den Karotten, den Datteln und dem Salz vermischen. Nun die Karottenmasse in die Mehlmasse rühren und zu einem Teig verarbeiten.
5 Den Teig in die Muffinförmchen füllen und 20 Minuten im Ofen backen.

STREUSELKUCHEN

2 EL Kokosöl und etwas zum Einfetten |
3 EL Honig | 4 Eier | 1 TL gemahlene Vanille |
30 g gemahlene Mandeln | 60 g Kokosmehl |
3 TL Zimt | 1 TL Backpulver | 1 Prise Salz | 3 Ba-
nanen | 5 EL Kokosmilch | 40 g Walnusskerne
Außerdem: Springform, 18 cm Durchmesser

Für 8 Stück | 60 Min. Zubereitung
Pro Stück 216 kcal, 11 g KH, 8 g P, 19 g F

1 Den Backofen auf 180 °C (Umluft 160 °C) vorheizen. Die Springform mit Kokosöl einfetten.

2 Die 2 EL Kokosöl in einer Schüssel im Wasserbad oder in der Mikrowelle schmelzen lassen.
Dann mit 2 EL Honig gut vermengen. Die Eier
unterrühren. Das Vanillepulver dazugeben.

3 Die gemahlenen Mandeln, das Kokosmehl,
2 TL Zimt, das Backpulver und Salz in einer anderen Schüssel vermischen.

4 Die Kokos-Honig-Ei Masse zur Mehlmischung
geben und alles gut verrühren.

5 Die Bananen mit einer Gabel zerdrücken und
mit der Kokosmilch verrühren. Die Masse unter
den Teig rühren. Den Teig in die Springform füllen und glatt streichen.

6 Die Walnüsse grob hacken, mit 1 EL Honig
und 1 TL Zimt gut vermischen und als Streusel
auf dem Teig verteilen.

7 Den Kuchen auf der mittleren Schiene 25 Minuten im Ofen backen. Danach etwas auskühlen
lassen, bevor Sie ihn aus der Form lösen.

BLAUBEER-MUFFINS

50 g Kokosöl und etwas zum Einfetten | 2 Ba-
nanen | ½ TL gemahlene Vanille | 4 Eier |
100 g gemahlene Mandeln | 20 g Kokosmehl |
2 TL Zimt | ½ TL Backpulver | 100 g Blaubeeren
Außerdem: 10 Muffinförmchen

Für 10 Stück | 50 Min. Zubereitung
Pro Portion 171 kcal, 7 g KH, 6 g P, 13 g F

1 Den Backofen auf 180 °C (Umluft 160 °C) vorheizen. Die Muffinförmchen mit etwas Kokosöl
einfetten.

2 Die Bananen in einer Schüssel mit einer
Gabel zerdrücken und mit der Vanille und den
Eiern verrühren.

3 Die restlichen Zutaten bis auf die Blaubeeren
zugeben und die Masse mit den Quirlen des
Handrührgeräts zu einem homogenen Teig verarbeiten.

4 Dann die Blaubeeren unterheben und den
Teig in die Muffinförmchen füllen. Im Ofen auf
der mittleren Schiene etwa 30 Minuten backen.

TIPP

KEINE PAPIERFÖRMCHEN
Statt das Muffinblech einzufetten,
können Sie auch Silikonförmchen verwenden. Papierförmchen sind unge-
eignet, denn darin bleiben die Muf-
fins kleben.

DESSERTS UND GEBÄCK FÜR NASCHKATZEN

NUSSECKEN

260 g Kokosöl | 120 g Kokosmehl | 80 g Honig | 2 Eier | 10 EL Kokosblütenzucker | 120 g gemahlene Haselnüsse | 160 g gehackte Mandeln | 1 Prise Salz | 6 EL Himbeermarmelade

Für 10 Stück | 45 Min. Zubereitung
Pro Portion 550 kcal, 19 g KH, 11 g P, 50 g F

1 Ofen auf 190 °C (Umluft 170 °C) vorheizen.
2 Das Kokosöl im Wasserbad oder in der Mikrowelle schmelzen und 120 g davon mit Kokosmehl, Honig und Eiern in einer Schüssel vermischen. Kurz in den Kühlschrank stellen.
3 Den Kokosblütenzucker, die Nüsse und Mandeln, das Salz und das restliche Kokosöl in einer zweiten Schüssel miteinander vermengen.
4 Den ersten Teig auf einem mit Backpapier ausgelegten Backblech verstreichen, die Marmelade auf dem Teig verteilen, dann die Nussmischung daraufgeben und glatt streichen.
5 Alles etwa 25 Minuten im Ofen backen. Dann auskühlen lassen. Den Teig in Dreiecke schneiden und die Nussecken entweder in einer Dose aufbewahren oder sofort genießen.

APFELKUCHEN

1 EL Kokosöl | 2 rote Äpfel | 50 g gemahlene Mandeln | 50 g Kokosmehl | 3 Eier | 80 ml Milch | 2 EL Kokosblütenzucker | 1 TL Backpulver | 2 TL Zimt | 3 EL Honig
Außerdem: Springform, 18 cm Durchmesser

Für 8 Stück | 45 Min. Zubereitung
Pro Stück 164 kcal, 9 g KH, 6 g P, 14 g F

1 Den Backofen auf 180 °C (Umluft 160 °C) vorheizen. Die Springform mit dem Kokosöl gut einfetten.
2 Die Äpfel waschen und das Kerngehäuse herausstechen. Die Äpfel in dünne Ringe schneiden und in der Kuchenform verteilen.
3 Die gemahlenen Mandeln, das Kokosmehl, die Eier, die Milch, den Kokosblütenzucker, Backpulver, Zimt und Honig in eine Schüssel geben und zu einem Teig verrühren.
4 Die Teigmasse über die Apfelstücke in der Springform geben und 25 Minuten auf der mittleren Schiene im Ofen backen.

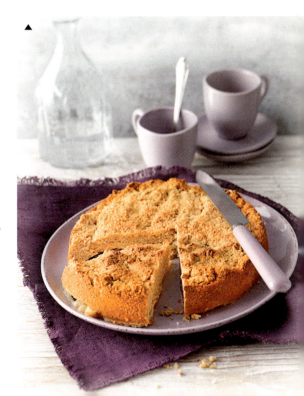

Bücher, die weiterhelfen

Eschbach, C. von:
Der gesunde Genuss: Köstliche Rezepte mit Kokosöl.
Kopp Verlag, Rottenburg

Fife, B.:
Kokosöl. Das Geheimnis gesunder Zellen.
Kopp Verlag, Rottenburg

Gonder, U.:
Kokosöl (nicht nur) fürs Hirn! Wie das Fett der Kokosnuss helfen kann, gesund zu bleiben und das Gehirn vor Alzheimer und anderen Schäden zu schützen.
Systemed GmbH, Lünen

Iatroudakis, M.:
Die Ketogene Diät – Essen ohne Kohlenhydrate.
Wissen kompakt, Frankfurt / Main

Königs, P.:
Das Kokos-Buch. Natürlich heilen und genießen mit Kokosöl und Co.
Vak Verlag, Kirchzarten

Bücher aus dem GRÄFE UND UNZER VERLAG

Coy, Dr. J. F.:
Die neue Anti-Krebs-Ernährung. Wie Sie das Krebs-Gen stoppen.

Grillparzer, M.:
Fatburner. So einfach schmilzt das Fett weg.

Grillparzer, M.:
Simple Detox. Das 7-Tage-Entgiftungsprogramm.

Kerner, M./Vormann, Prof. Dr. J.:
Low Carb High Fat für Einsteiger. In 4 Wochen abnehmen ohne zu hungern.

Kraske, Dr. med. E.-M.:
Säure-Basen-Balance. Schlüssel zu mehr Wohlbefinden.

Lange, E.:
Paleo-Diät für Einsteiger. Die neue Steinzeitküche – pur genießen, gesund abnehmen.

Pape, Dr. med. D.:
Diabetes. Vorsicht, Insulinfalle!

Ploss, Dr. O.:
Diabetes naturheilkundlich behandeln.

Pölt, A.:
Die richtige Ernährung bei Bluthochdruck, Übergewicht, Diabetes, Gicht, Cholesterin.

Vormann, Prof. Dr. J.:
Säure-Basen-Balance. Der Kompass für mehr Vitalität und Wohlbefinden.

Vormann, Prof. Dr. J./ Tiedemann, Dr. med. K.:
Die Anti-Alzheimer-Formel. Essen gegen das Vergessen.

Vormann, Prof. Dr. J./ Wiedemann, K.:
Säure-Basen-Kochbuch. Jeden Tag basisch genießen.

Wacker, Dr. med. A./Wacker, S.:
300 Fragen zur Säure-Basen-Balance.

Adressen, die weiterhelfen

Fachgesellschaften und Selbsthilfegruppen

Sie bieten Unterstützung, Service und Informationen für Betroffene und deren Angehörige.

Deutsches Institut für Ernährungsforschung (DIfE)

Arthur-Scheunert-Allee 114–116, 14558 Nuthetal
www.dife.de

Deutsche Alzheimer Gesellschaft e. V.

Selbsthilfe Demenz
Friedrichstr. 236, 10969 Berlin
www.deutsche-alzheimer.de

Deutsche Diabetes Gesellschaft e. V. (DDG)

Reinhardtstr. 31, 10117 Berlin
www.ddg.info

Deutsche Adipositas-Gesellschaft e. V. (DAG)

Geschäftsstelle: Fraunhofer str. 5, 82152 Martinsried
www.adipositas-gesellschaft.de

Deutsche Krebshilfe e. V.

Buschstr. 32, 53113 Bonn
www.krebshilfe.de

Deutsche Gesellschaft für Onkologie e. V.

Rosenheimer Str. 6–8, 83043 Bad Aibling
www.dgo-info.de

Nützliche Internetadressen

www.wegweiser-demenz. de / alzheimer-krankheit

Informationsseite des Bundesministeriums für Familie, Senioren, Frauen und Jugend; für Betroffene, Angehörige, Freunde und helfende Berufe

www.demenz-leitlinie.de

Informationsplattform zum Thema Demenz für Betroffene, Angehörige, Pflegende sowie Ärzte und Ärztinnen

www.saeure-basen-forum.de

Informationen und Studien zum Thema Säure-Basen-Haushalt aus Medizin und Forschung. Hier finden Sie auch eine PRAL-Tabelle.

www.hilfe-bei-burnout.de www.burn-out-forum.de

Hier finden Sie Adressen von Selbsthilfegruppen für Burnout-Betroffene

www.diabetes-deutschland.de www.diabetes-ratgeber.net

Unabhängige Informationen für Fachleute und Patienten zum Thema Diabetes und Gesundheit

Bezug von Präparaten

Hier bekommen Sie die im Buch genannten Präparate:

www.uniq10ue.com / produkte / q10-granulat/

Uniq10ue
Oscar-Abisch-Weg 22
51145 Köln

www.basica.de

Protina Pharmazeutische GmbH
Adalperostraße 37
85737 Ismaning

Diese Präparate sind nur ein Vorschlag. Es gibt weitere Mittel mit gleicher Wirkung von anderen Firmen.

Sachregister

A

Abnehmen 47, 48
Adenosintriphosphat
  (ATP) 22
Aids 41
Akne 61
Alt werden, gesund 56, 57
Alterungsprozesse 56
Alzheimer 44
Anthocyane 25
Anti-Aging-Forschung 56
Anti-Pickel-Salbe selbst herstellen 67
Antioxidanzien 14, 17, 24, 25, 39, 45, 57, 60, 64
Apoptose 43
Arginin 37
Arterienverkalkung 24
Arteriosklerose 38
Atopische Dermatitis 59
Aufmerksamkeit
  fördern 34

B

Bacillus subtilis 41
Bakterien 28, 40, 59, 61
Ballaststoffe 12, 29, 71
Basentherapie 54
Bauchfett abbauen 48
Bauchspeicheldrüse 19, 34, 36, 45
–, Entzündung 36
–, Krebs 36
Bluthochdruck 24, 38
Blutzuckerspiegel 34
Bratfett 14

Brennstoff, zellulärer 22
Brustkrebs 43
Bulletproof Coffee 73
Burnout 54–55

C

Candida-Pilze 41, 59
Caprinsäure 16, 28, 60
Capronsäure 16, 28
Caprylsäure 16, 28, 37, 60
Carnitin 19
Cholesterin 23, 24, 38
-steine 37
Chronische Müdigkeit 24
Chronisches Erschöpfungssyndrom 54–55
Cocos nucifera 8
Coenzym Q10 22, 23, 57

D

Darmbakterien 27
Darmentgiftung 26–29
Darmflora 27
–, Wiederaufbau 29
Darminfektionen 27
Darmkrebs 43
Darmparasiten 41
Darmsanierung 29
Demenz 44
Diabetes 15, 34–37, 38, 51, 53
Diabetes Typ 3 45
Diglyzeride 14
Doppelbindung 16, 17
–, Oxidation 17
Durchblutungsstörungen 35
Durchfall 28, 33

E

Einzeller 40
Eiskonfekt 14
Ekzeme 59
Energieversorgung des Gehirns 20, 21, 44
–, alternative Energiequelle 45
Energiegewinnung aus Fettsäuren 19f.
Energielieferanten 20
Entgiftungssysteme des Körpers 26f.
Epilepsie 20, 46
Epstein-Barr-Viren 41
Erbgutschädigung 24
Erblindung 35

F

Faltenbildung, Verminderung 64
Fette als Krankheitsrisiko 17f.
Fetthärtung 18
Fettsäuren 16
–, Aggregatzustand 17
–, chemische Struktur 16
–, Energiegewinnung 19
–, Kettenlänge 16
–, Stoffwechsel 19
Fettstoffwechselstörung, angeborene 38
Fettverdauung 36
–, Entlastung 19
Fibromyalgie 51
Freie Radikale 24, 25, 36, 39
Frittierfett 14
Fußpilz 59

SERVICE

G

Gallensteine 37
Gefäßverschluss 38
Gehärtetes Fett 18
Gesättigte Fettsäuren
  17, 18
Gewichtsreduktion 36
Gicht 51
Glukose 20, 34, 44, 48, 49
Glykämischer Index 15

H

Haarmaske selbst her-
  stellen 67
Haarpflege 65
Haustiere, Hautproblemen
  vorbeugen 64
Haut, trockene 59
Hautalterung, Verminde-
  rung 64
Hautausschlag 59
Hauterkrankungen 58–64
Hautkrebs 65
Hautpflege 64
Hefepilze 41, 59
Helicobacter pylori 42
Herpes-simplex-Viren 41
Herz-Kreislauf-Erkrankun-
  gen 51
Herzerkrankungen 18,
  38–39
Herzinfarkt 18, 24, 35, 38
Herzrhythmusstörungen 38
Herzschwäche 38
Hunger 49
Hungerast 22
Hungergefühl unter-
  drücken 47

I/J

Immunabwehr 24
Immunsystem 40, 55
– im Darm 27
Infektionen 40–42
Influenza-Viren 41
Insekten, Schutz vor 61
Insulin 34, 37, 45, 49
Insulinresistenz 34, 37
Isotonische Getränke 23
Juckreiz 59

K

Kalorienzufuhr, geringere 47
Ketoazidose 53
Ketogene Diät 20–23, 36, 43,
  45, 46, 70
– für Sportler 22f.
Ketone/Ketonkörper 20, 21,
  22, 33, 43, 45, 48, 53,
  55, 74
Ketose 22, 53
Knochensubstanzverlust 54
Kohlenhydrate 20, 21, 34
Kokos
– in der Küche 70ff.
–, Lebensmittel aus 12ff.
–, wirtschaftliche Bedeutung
  10, 11
Kokos(blüten)zucker 15, 36,
  73, 114
Kokoschips 71, 72
Kokoscreme 13
Kokosfasern 11
Kokosfett 13
Kokosflocken 13, 71
Kokos(frucht)fleisch 11, 12,
  13, 36, 52, 72
–, getrocknetes 14

Kokosmehl 13, 71, 72
Kokosmilch 13, 71, 72
– selbst herstellen 94
Kokosmus 13, 39, 73
Kokosnuss 12ff.
–, Frische erkennen 70
–, kochen mit 70–119
–, Nutzen der 11
– öffnen 71
–, Produkte aus 12ff., 72
Kokosnüsse 8, 9
–, Ernte der 10
Kokosöl 13ff., 22, 23, 35, 37,
  39, 40, 41, 43, 45, 46, 47,
  53, 54, 55, 58, 59, 62, 72
–, Anwendung 33f.
–, Einnahme von 28
–, Energieproduktion 22
– für Haustiere 64
-Haarmaske 67
–, kalt gepresstes 15
–, Kosmetik mit 64–67
-Peeling 66
–, Qualität 14
–, raffiniertes 14
–, Struktur 16
– und Abnehmen 48
– und Darmentgiftung 26ff.
– und Energiestoffwechsel 55
– und Immunsystem 28, 55
– und ketogene Diät 21
– und Kinder 34
– und Mikroben 28
–, Verwendung 73
-Zahnpasta 66
–, Zusammensetzung 16
Kokospalme 8, 9, 10
– als Nutzpflanze 10

123

Kokosraspel 13, 71, 72, 80
Kokosschale 11
Kokoswasser 11, 12, 39, 70,
    71, 72
– für Sportler 23
–, Inhaltsstoffe 12
–, Vitamin-Mix mit 74
Konzentrationsmangel 24
Kopfläuse verhindern 65
Kopra 14, 39
Körperbutter selbst her-
    stellen 66
Kosmetik mit Kokosöl 64–67
Krampfanfälle 46
Krankheiten vorbeugen 56
Krebs 24, 43–44, 51
Krebszellen, Energiegewin-
    nung 43
Kurzdarmsyndrom 38
Kurzkettige Fettsäuren
    16, 20

L

Langkettige Fettsäuren
    16, 20
–, Energiegewinnung 19f.
–, Resorption 19
–, Stoffwechsel 19
Laurinsäure 16, 17, 28, 33,
    40, 40, 42, 43, 59, 60, 61
Lebensmittel, vollständiges
    13
Lebensmittelverunreinigun-
    gen 26
Leistungssport 22, 23
Linolensäure 16
Linolsäure 16
Lymphsystemstörung 38

M

Magen-Darm-Erkrankun-
    gen 51
Magengeschwür 42
Magensäure 26
Makaken 10
Make-up-Entfernung 64
Masern-Viren 41
Metastasierung 43
Migräne 51, 54
Mikroorganismen, toxi-
    sche 26
Milchfett 17
Milchsäurevergärung 43
Mitesser 61
Mitochondrien 19, 22
Mittelkettige Fettsäuren 16,
    17, 21, 22, 34, 39, 40, 41,
    43, 47, 55
–, Energiegewinnung 19f., 22
–, Resorption 19
–, Stoffwechsel 19
– und Immunsystem 28
Mizellen 19
Monoglyzeride 14
Monolaurat 29, 40, 41, 42,
    62, 64
Monooktanoin 37
Mückenschutz 61
Mukoviszidose 38
Mundgeruch 62, 63
Muttermilch 40
Myristinsäure 16

N

Neurodermitis 51, 59

Neurologische Erkrankungen
    20, 44
Nierenschäden 24

O

Oberbauchschmerzen 37
Öle 17
Ölziehen 63
Omega-3-Fettsäuren 71
Omega-6-Fettsäuren 71
Osteoporose 51, 54
Oxidation 25, 26
Oxidativer Stress 24–26, 36,
    45, 55, 60

P

Paleo-Diät 20
Palmenkletterer 10
Palmitinsäure 16
Palmkernöl 17
Palmöl 17
Pankreas 36
Parasiten 40
Parodontitis 62
Peeling 64
– selbst herstellen 66
Phytosterole 15
Pickel 61
Pigmentsteine 37
Pilze 28, 40
Polyphenole 15,
    25, 46
PRAL-Wert 52
Problemfette 17f.
Programmierter Zelltod 43
Pseudomonas aerugi-
    nosa 41
Psoriasis 60

SERVICE

R

Radikalfänger 24, 46
Ranzigwerden von Fetten
18, 25
Reisediarrhö 26
Rheumatische Beschwer-
den 51
Rheumatoide Arthritis 54
Rückenschmerzen 54
–, chronische 51

S

Säure-Basen-Haushalt
50–57
–, gestörter 51
– und Kokos 52, 55
– und Nahrungsmittel 51
Säure-Basen-Selbsttest 51
Säureblocker 27
Säureschutzmantel der
Haut 51
Schlaganfall 24, 35, 38
Schulische Leistungen för-
dern 34
Schuppen verhindern 65
Schuppenflechte 60
Sekundäre Pflanzen-
stoffe 25
Sonnenschutz 65
Speichel 26
Spurenelemente 25
Staphylococcus aureus 41
Statine 23
Stearinsäure 16
Steinzeitdiät 20
Stress 38, 55
Stuhlaufweichung durch
Kokosöl 28, 33

T

Tocopherole 15
Tocotrienole 15
Transfettsäuren 18
Triglyzeride 16, 24, 28

U

Übelkeit 37
Übergewicht 38, 46–48
Übersäuerung 51, 55, 56
–, chronische 51
Unfruchtbarkeit 24
Ungesättigte Fettsäuren 17,
18, 25
–, Oxidation von 17, 25
Unterernährung 38

V/W

Verschlusskrankheiten 24
Viren 28, 40
Virgin Coconut Oil (VCO) 15,
25, 33, 39, 43, 46, 60, 64
Vitamin-Mix mit Kokos-
wasser 74
Vitamine 25
Völlegefühl 37
Warburg-Effekt 43

Z

Zahnfleischentzündung 62
Zahnfleischerkrankungen
62–64
Zahnpasta selbst her-
stellen 66
Zahnsanierung 62
Zeckenschutz 61
Zöliakie 71
Zwölffingerdarmgeschwür 42

Rezeptregister

A

Afghanisches Hackcurry 95
Ananas-Kokos-Smoothie 92
Ananas-Schweinecurry 97
Apfelkuchen 119
Apfelpfannkuchen 76
Apfelpudding 115
Auberginen-Paprika-Curry mit
Kokosmilch 110
Avocado, gebackene 79
Avocado-Kokos-Schnitt-
chen 84
Avocado-Kokos-Smoothie 93

B

Bananenbrot 77
Blaubeer-Apfel-Smoothie 93
Blaubeer-Muffins 118
Bulletproof Coffee 73
Burritos, ketogene 96

C

Chia-Kokospudding 77
Chicken-Nuggets 81
Curry-Frikadellen mit Kokosge-
müse 95
Curry-Spinatsuppe 88

D/E

Desserts 115–117
Erdbeer-Kokos-Crumble 115
Exotische Frittata 78

F

Fischgerichte 102–105
Fish and Chips 105
Fleischgerichte 95–101

125

Frittata, exotische 78
Frühstück 74–79

G

Garnelen im Kokosmantel mit
 Ananas-Gurken-Salat 90
Gebäck 117–119
Gebackene Avocado 79
Gebackene Tomaten 107
Gefüllte Rouladen mit Kokos-
 sauce 96
Gemüse-Frittata 83
Gemüsegerichte 106–111

H

Hackcurry, Afghanisches 95
Hähnchenfilet mit Kokos-Se-
 sam-Panade und Pa-
 paya-Salsa 100
Hähnchenschenkel mit Kokos-
 Limetten-Marinade und
 Mangochutney 99
Heilbutt mit Macadamia-
 kruste 105
Hühnchen, Teriyaki- mit Süß-
 kartoffelpüree 100

I

Indonesische Kokos-Hackbällchen mit Mangosauce 84

K

Karotten-Apfel-Salat 88
Karotten-Apfel-Suppe 86
Karotten-Muffins 117
Ketogene Burritos 96
Kokos-Bananen-Smoothie 92
Kokoscreme 116
Kokoseis 117

Kokos-Gemüse-Auflauf, über-
 backener 110
Kokos-Hackbällchen, Indone-
 sische mit Mangosauce 84
Kokoshuhn, Thailändi-
 sches 98
Kokos-Mango-Smoothie 92
Kokosmilch-Omelett 75
Kokos-Mousse-au-
 Chocolat 116
Kokos-Müsli 75
Kokosmus-Pfannkuchen 75
Kokosnudeln mit Spitzkohl
 112

L

Lachs mit Avocado-Kokos-
 Creme 104
Lachs-Muffins 81
Lachstaler mit Blumenkohl-
 Kokos-Püree 102
Linsen-Kokos-Curry 109
Linsen-Kokos-Salat 89

M

Melonensalat mit Kokos-
 dressing 89

N

Nudelgerichte 112–113
Nussecken 119

P

Paprika-Erdnuss-Huhn 100
Pasta mit Kokos-Pfirsich-
 Sauce 113

R

Rindfleischspieße mit Kokoschutney 98
Rote-Bete-Kokossuppe 88

Rouladen, gefüllte mit Kokos-
 sauce 96

S

Salat mit Kokos-Ziegen-
 käse 90
Salate 88–91
Saté-Spieße mit Erdnuss-
 Kokos-Sauce 86
Schweinemedaillons mit
 Kokos-Karotten-Pasta 112
Smoothies 92–93
Snacks 81–86
Spinatcurry 111
Spinat-Hack-Muffins 81
Streuselkuchen 118
Suppen 86–88
Süßkartoffel-Kokos-Curry 106
Süßkartoffel-Kokos-Puffer 82

T

Teriyaki-Hühnchen mit Süß-
 kartoffelpüree 100
Thai-Garnelencurry 102
Thai-Kürbissuppe 87
Thailändisches Kokoshuhn 98
Thunfisch-Avocado-Boote 83
Tomaten, gebackene 107

U

Überbackener Kokos-
 Gemüse-Auflauf 110

W

Wirsing-Tofu-Pfanne mit
 Kokosmilch 108

Z

Zitronen-Kokosriegel 115
Zucchinisuppe 87

Impressum

© 2016 GRÄFE UND UNZER VERLAG GmbH, München
Alle Rechte vorbehalten. Nachdruck, auch auszugsweise, sowie Verbreitung durch Bild, Funk, Fernsehen und Internet, durch fotomechanische Wiedergabe, Tonträger und Datenverarbeitungssysteme jeder Art nur mit schriftlicher Genehmigung des Verlages.

Projektleitung:
Barbara Fellenberg
Lektorat: Angelika Lang
Bildredaktion:
Henrike Schechter
Layout: independent Medien-Design, Horst Moser, München
Umschlaggestaltung: h3a Mediengestaltung und Produktion GmbH, Andreas Grassinger
Herstellung: Martina Koralewska
Satz: griesbeckdesign, München
Reproduktion: Repro Ludwig, Zell am See
Druck und Bindung:
Schreckhase, Spangenberg

Printed in Germany

ISBN 978-3-8338-5313-5

1. Auflage 2016

Bildnachweis

Blickwinkel: S. 5; Corbis: S. 44; F1 Online: S. 6, 50; Fotolia: Innenklappe hinten li., S. 4, 22, 37, 48, 57; Getty Images: U4 u., S. 2 und 30, 41, 42, 65; GU-Archiv: S. 53 (Johannes Rodach); istockphoto: U2, Innenklappe vorne Mitte u. re., S. 21, 49; Jump: S. 58; Kramp + Gölling: Titelbild; S. 3, 11, 15, 32, 47, alle Bilder der Seiten 68 bis 119; Masterfile: S. 8; Mauritius Images: S. 10, 67; Plainpicture: U4 o.; Shutterstock: Innenklappe vorne li., Innenklappe hinten Mitte und re., S. 9, 25, 63; Stocksy: S. 35

Syndication: seasons.agency

Wichtiger Hinweis

Die Gedanken, Methoden und Anregungen in diesem Buch stellen die Meinung bzw. Erfahrung der Verfasser dar. Sie wurden von den Autoren nach bestem Wissen erstellt und mit größtmöglicher Sorgfalt geprüft. Sie bieten jedoch keinen Ersatz für persönlichen kompetenten medizinischen Rat. Jede Leserin, jeder Leser ist für das eigene Tun und Lassen auch weiterhin selbst verantwortlich. Weder Autoren noch Verlag können für eventuelle Nachteile oder Schäden, die aus den im Buch gegebenen praktischen Hinweisen resultieren, eine Haftung übernehmen.

Die GU-Homepage finden Sie unter www.gu.de

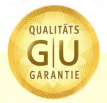

Liebe Leserin, lieber Leser,

haben wir Ihre Erwartungen erfüllt? Sind Sie mit diesem Buch zufrieden? Haben Sie weitere Fragen zu diesem Thema? Wir freuen uns auf Ihre Rückmeldung, auf Lob, Kritik und Anregungen, damit wir für Sie immer besser werden können.

GRÄFE UND UNZER Verlag
Leserservice
Postfach 86 03 13
81630 München
E-Mail:
leserservice@graefe-und-unzer.de

Telefon: 00800 / 72 37 33 33*
Telefax: 00800 / 50 12 05 44*
Mo–Do: 9.00 – 17.00 Uhr
Fr: 9.00 – 16.00 Uhr
(* gebührenfrei in D, A, CH)

Ihr GRÄFE UND UNZER Verlag
Der erste Ratgeberverlag – seit 1722.

Umwelthinweis

Dieses Buch wurde auf PEFC-zertifiziertem Papier aus nachhaltiger Waldwirtschaft gedruckt.

www.facebook.com/gu.verlag

Mehr Energie, mehr Wohlbefinden!

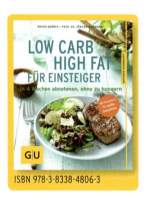

ISBN 978-3-8338-4806-3

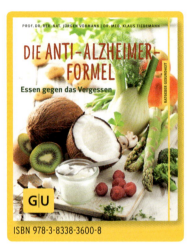

ISBN 978-3-8338-3600-8

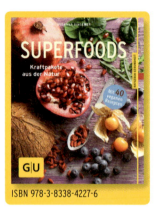

ISBN 978-3-8338-4227-6

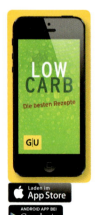

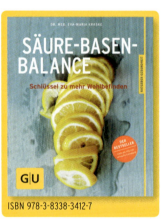

ISBN 978-3-8338-3412-7

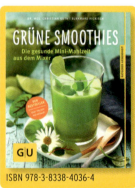

ISBN 978-3-8338-4036-4

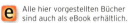
Alle hier vorgestellten Bücher sind auch als eBook erhältlich.

Mehr von GU auf **www.gu.de** und
facebook.com/gu.verlag

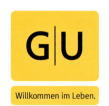
Willkommen im Leben.